Franz Keggenhoff

Erste Hilfe am Kind

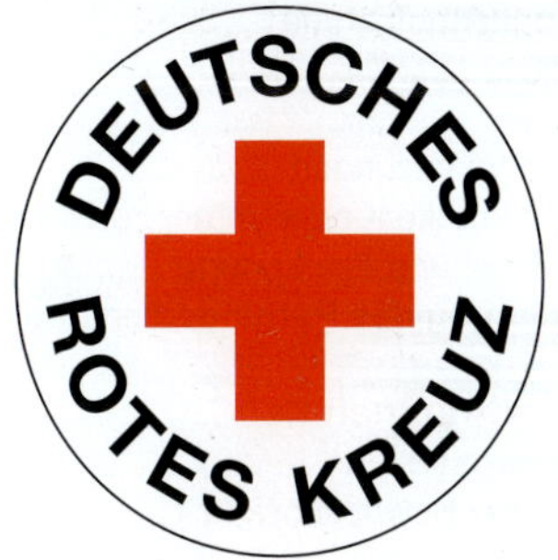

In accordance with European Red Cross and Red Crescent Guidelines on

First Aid

Inhalt

Rasch handeln – Leben retten

Bei Notfällen, die Kinder betreffen, sind wir als Laienhelfer emotional stets besonders betroffen und zugleich fachlich gefordert. In dieser Situation ohne ausreichende Erste-Hilfe-Kenntnisse im wahrsten Sinn des Wortes **hilflos** zu sein, nicht helfen zu können, gehört zum Schlimmsten, was man erleben kann.
Das Deutsche Rote Kreuz bildet jedes Jahr über eine Million Menschen qualifiziert in Erster Hilfe aus. Stärken auch Sie die Rettungskette und helfen Sie mit, Leben zu retten. Möglichkeiten hierzu gibt es viele! Jeder, der mit Kindern zu tun hat, Eltern, Lehrer, Erzieher, Großeltern, Babysitter usw., sollte einen Kurs **Erste Hilfe am Kind** beim DRK besucht haben und sich danach regelmäßig fortbilden. Das vorliegende Buch hilft Ihnen, die notwendigen Erste-Hilfe-Kenntnisse zu erwerben, nach dem Besuch eines praktischen Kurses zu festigen und immer wieder aufzufrischen.
Auch in unserer Zeit, in der wir über eines der modernsten Rettungssysteme der Welt verfügen, bleibt stets ein Intervall zwischen dem Eintritt des Notfalls und dem Eintreffen von Rettungswagen und Notarzt. In dieser Zeitspanne ist die sachgerechte Erste Hilfe von allergrößter Bedeutung. Frühzeitiges Erkennen eines gesundheitlichen Notfalls, erste Feststellungen und lebensrettende Ersthilfe sind ebenso einfach zu erlernen wie richtige Lagerung, aber auch Beobachtung, (seelische) Zuwendung und Betreuung. Gerade diesen Aspekten kommt in der Erstversorgung von Kindern eine besondere Bedeutung zu. Wir alle sorgen uns um das Wohl unserer Kinder und wünschen, dass nie etwas Schlimmes passieren möge, aber wir wissen auch, dass es trotzdem jederzeit passieren kann. Dieses Buch vermittelt Ihnen aktuell und verständlich Erste-Hilfe-Kenntnisse für Kindernotfälle – Hilfe, die Leben retten kann.

So benutzen Sie dieses Buch

Dieser Ratgeber richtet sich nach den Ausbildungsrichtlinien des Deutschen Roten Kreuzes. Die Empfehlungen des Deutschen Beirates für Erste Hilfe und Wiederbelebung der Bundesärztekammer wurden für dieses Buch berücksichtigt. Es ist das unentbehrliche Nachschlagewerk zum Kurs **Erste Hilfe am Kind** für all diejenigen, die mit Kindern zu tun haben. Da im Kurs, z. B. aus zeitlichen Gründen, nicht immer alle Details behandelt werden können, finden Sie in einigen Kapiteln Maßnahmen oder Tipps, die die Kursinhalte ergänzen.

Notfälle, Erkrankungen sowie Erste-Hilfe-Maßnahmen finden Sie über das Inhaltsverzeichnis oder über das Register. Zur schnellen Orientierung gibt es am Anfang jeden Kapitels auch noch die Überblicksseite.

Schritt für Schritt erklärt

Beginnend mit den Erstmaßnahmen am Unfallort, den lebensrettenden Sofortmaßnahmen, bis hin zu Maßnahmen bei typischen Spiel- und Sportverletzungen oder Vergiftungen – in jedem Kapitel sind Schritt für Schritt die richtigen Vorgehensweisen aufgelistet. Sie sind leicht zu finden – nämlich farbig markiert – unter der Überschrift:

So machen Sie's richtig

Damit Sie dieses Buch sowohl zur schnellen Orientierung benutzen können als auch zur raschen Rekapitulation von Maßnahmen, sind die wichtigsten Stichwörter durch Fettdruck hervorgehoben.

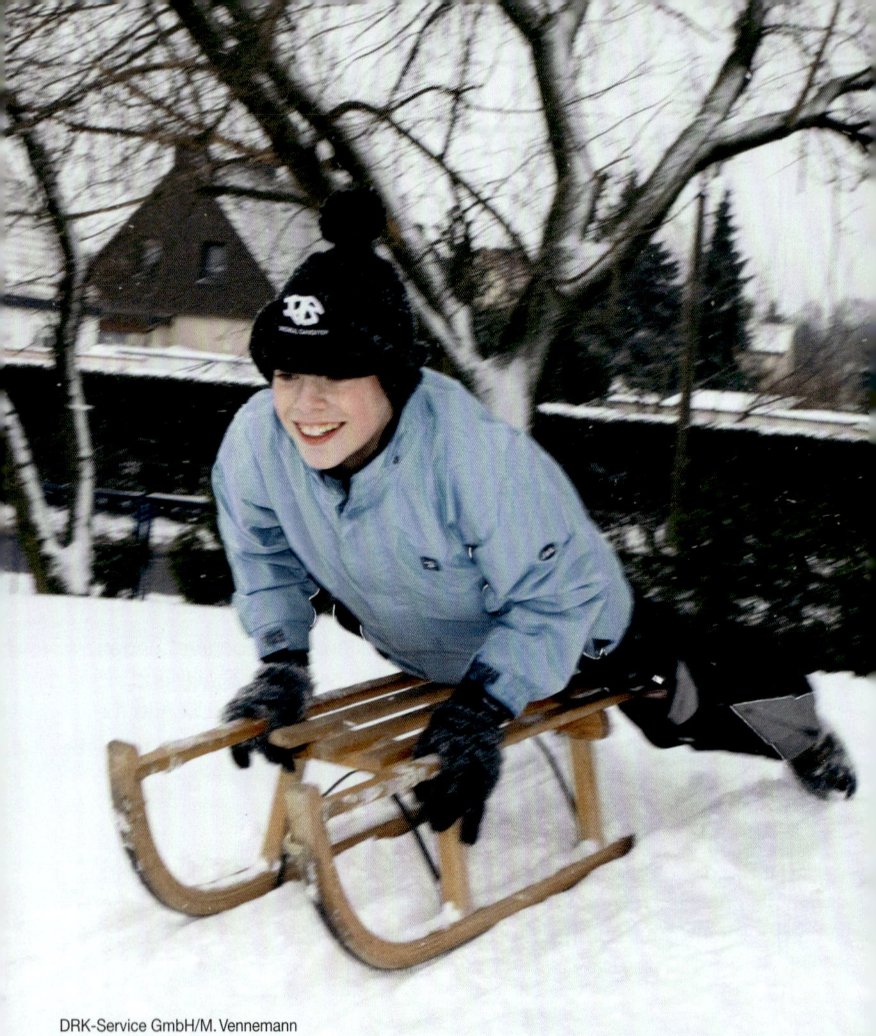

DRK-Service GmbH/M. Vennemann

1 Kindernotfällen vorbeugen

Wir alle schätzen die Hingabe und die Neugier unserer Kinder, mit der sie die Welt für sich entdecken. Tatendrang und Forschergeist gehen schon mal einher mit der einen oder anderen Schramme – kein Kind wird ohne das vielzitierte Pflaster am Knie groß. Wie Sie durch Für- und Vorsorge Ihrem Kind die ungetrübte Entdeckerfreude erhalten, erfahren Sie in diesem Kapitel. Typische Unfallursachen sind ein wichtiger Fingerzeig. Sie zu erkennen, ermöglicht es vorzubeugen – und das ist allemal besser als jede Erste Hilfe. Was gestern noch unerreichbar schien (z. B. Fensterbank, Küchentisch), ist heute kein Problem mehr: dies ist der steten Entwicklung unserer Kinder gedankt und fordert unsere dauernde Aufmerksamkeit – auch im Hinblick, Gefahrenquellen zu erkennen und sie möglichst als solche zu entschärfen.

1.1 Unsere Kinder sind gefährdet

In Deutschland verunglücken im Straßenverkehr jährlich ca. 30.000 Kinder unter 15 Jahren. Dabei verlieren ca. 80 Kinder ihr Leben und etwa 5.000 werden schwer verletzt. Der überwiegende Teil der Unfälle und Notfälle ereignet sich jedoch im häuslichen Bereich, in der Freizeit bei Sport und Spiel, auf dem Schulweg, in der Schule, auf dem Schulhof und beim Schulsport. Etwa jede Minute verletzt sich ein Kind im Haus oder in der Freizeit. Zum Glück verlaufen diese Unfälle meist glimpflich, doch ist eine fachgerechte Erste Hilfe notwendig. Dies gilt in besonderer Weise auch bei Erkrankungen der Kinder. Die kleinen Patienten benötigen besonders viel Zuspruch, Betreuung und Trost. Denn (seelische) Zuwendung ist genauso wichtig wie gute Erste-Hilfe-Kenntnisse. In diesem Kapitel erhalten Sie Basisinformationen zur Vorbeugung und Tipps zur Unfallverhütung.

1.2 Unfallverhütung

Einen Unfall zu verhindern ist allemal besser als die beste Erste Hilfe. Sie sollten dazu Folgendes wissen.

- Sehr viele der Kinderunfälle könnten durch mehr Aufmerksamkeit der Aufsichtspersonen und deren Vorsorge vermieden werden.
- Der Großteil der verunfallten Kinder sind unter sechs Jahre alt, ihr Gefahrenbewusstsein ist noch nicht ausreichend entwickelt.
- Zwei- bis Vierjährige sind besonders gefährdet, sie verunglücken überwiegend im Haushalt.
- Größere Kinder verunglücken ihrem Bewegungsradius entsprechend häufiger im Garten, im Verkehrsgeschehen und auf dem Spielplatz.

Kinder erforschen ihre Umgebung, sie probieren vieles aus, alles muss erlernt werden. Dabei sind sie unbekümmert, sorglos und nicht selten überfordert.

Typische Verletzungen und Unfallursachen bei Kindern

- Die häufigste Unfallverletzung bei Kindern ist eine Kopfwunde oder -prellung, Gehirnerschütterung eingeschlossen.
- Sehr viele Verletzungen befinden sich im Bereich der oberen Extremitäten (Hände, Arme, Schultern).
- Verletzungen, die die unteren Extremitäten betreffen, kommen auch oft vor.
- Des Weiteren treten Verletzungen im Brust- und Bauchbereich sowie Verbrennungen auf.
- Ein beträchtlicher Teil der Verletzungen sind Kombinationsverletzungen.
- Viele der verunglückten Kinder müssen stationär im Krankenhaus behandelt werden – und zwar durchschnittlich neun Tage lang.

Nach den Angaben der Bundesanstalt für Arbeitsschutz und Arbeitsmedizin (BAuA: Kinderunfälle 2000, unter 15 Jahre) ist fast jeder zweite Kinderunfall ein Sturz. Folgende Unfallursachen sind typisch.

- Kinder bis zu sechs Jahren stürzen beim Spielen und Toben sowohl im Haus als auch außerhalb des Hauses, z. B. im Garten und auf dem Spielplatz. Die Stürze erfolgen aus der Höhe vom Etagenbett, von Möbelstücken oder Spiel- und Turngeräten oder in der Ebene durch Stolpern und im Umgang mit Spielgeräten.
- Kinder bis zu sechs Jahren verletzen sich an heißen oder scharfen Gegenständen überwiegend im Haushalt.

- Auch bei Kindern bis zu 14 Jahren kommen Stürze als Unfallursachen sehr oft vor. Es passiert beim Laufen, Springen, Klettern, es geschieht zu Hause, auf Treppen, im Hof, auf Verkehrswegen, auf Spielplätzen und beim Sport, vor allem beim Fußballspielen und beim Reiten.
- Zunehmende Unfallzahlen werden beim Umgang mit Sportgeräten wie etwa Fahrrad, Skateboard, Kickboard, Inlineskates usw. registriert.

Aus den typischen Unfallabläufen können Sie leicht die Tipps zur Unfallverhütung ableiten.

So machen Sie's richtig

- Kinder, vor allem Kleinkinder, sollten Sie ständig im Auge behalten, wenn mögliche Gefahren (heißer Herd oder Topf, scharfes Messer, Gartenteich usw.) in der Nähe sind. Sichern Sie die Wohnung kindgerecht. Hilfreich sind Herdschutzgitter mit Schalterabdeckung, Backofen- und Blumenerdeschutz sowie Ecken- und Kinderhandschutz an Türen.
- Kinder sollten Sie – je nach Alter – zum sicheren Umgang mit Spielgerät, Werkzeug usw. anleiten, statt ihnen das Hantieren damit generell zu verbieten.
- Die Einrichtung – insbesondere die des Kinderzimmers – muss kipp- und sturzsicher gemacht werden; sichern Sie Schränke und Schubkästen. Achten Sie auf GS-zertifiziertes, altersgerechtes Spielzeug.
- Für Kleinkinder sind Treppen, Balkonbrüstungen und Fenster zu sichern, z. B. durch Schutzgitter und Fenstersicherung.
- Chemikalien und Medikamente müssen kindersicher verwahrt werden.
- Steckdosen, auch die, die Sie ständig benutzen, sollten Sie mit Sicherheitskappen versehen.

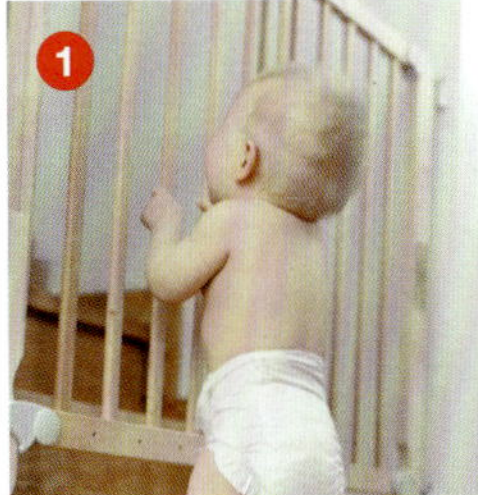

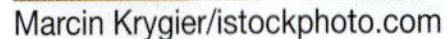
Marcin Krygier/istockphoto.com

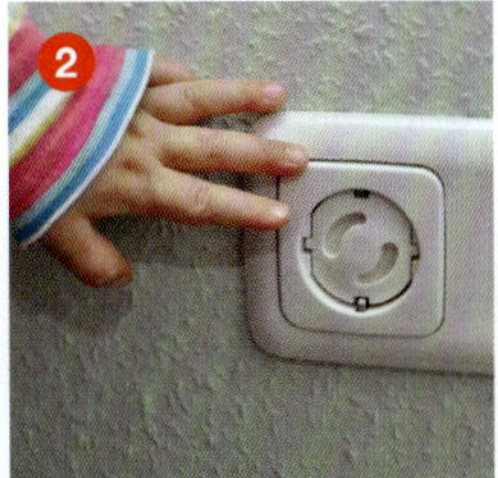

Marco 2811/Fotolia.com

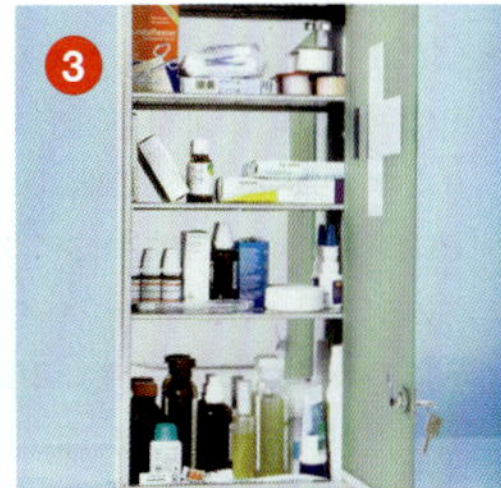

R. Dittrich/MEV-Verlag

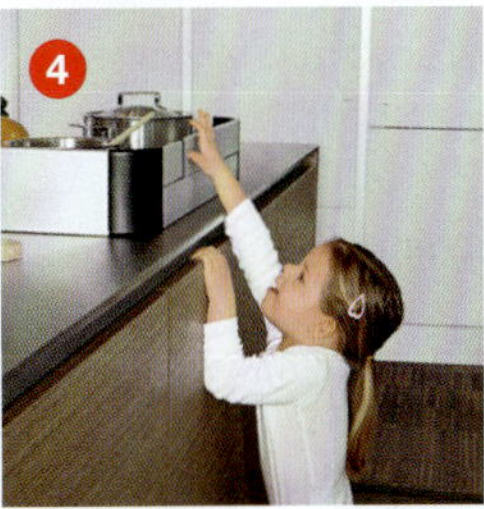

reer GmbH

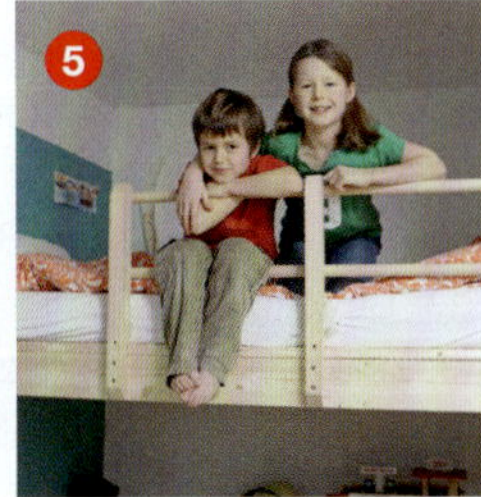

photophonie - Fotolia.com

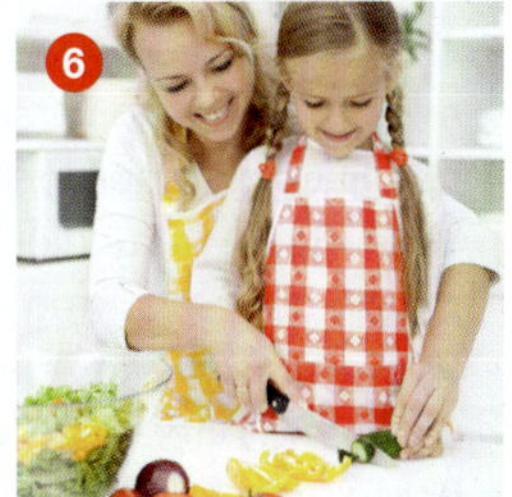

llike/Fotolia.com

1 **Treppen** können Sie ganz einfach mit einem Holz- oder Metallgitter sichern.

2 **Ist die Steckdose** mit einer Kindersicherung versehen, kann Ihr Kind seine Umgebung gefahrlos erforschen.

3 **Medikamentenschränke** müssen für Kinder unerreichbar und abschließbar sein.

4 Ein Topf ist **anziehend** – doch mit dem entsprechenden Gitter nicht herunterzuziehen.

5 Ein Etagenbett ist für manche Kinder das Größte. Dagegen ist nichts einzuwenden, wenn es vorbildlich **gesichert** ist.

6 Am besten wird der Umgang mit **scharfen** Sachen wie einem Messer unter Anleitung eines Elternteils geübt.

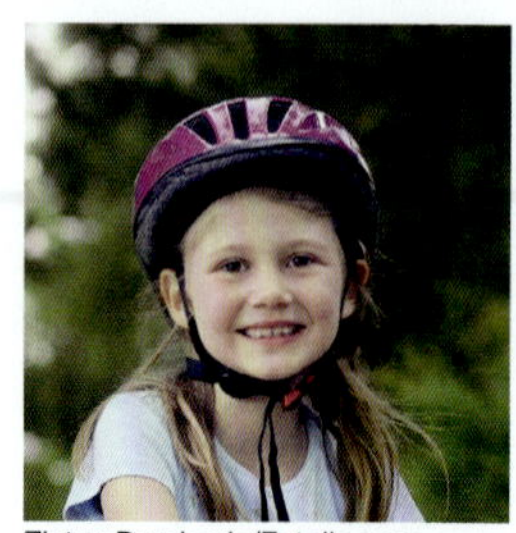
Zlatau Durakovic/Fotolia.com

- Beim Radfahren, Kickboarden, Skateboarden, Inlineskaten, Skifahren usw. sollten Kinder immer einen Kopfschutz (Helm) und möglichst auch Gelenkschützer an Ellbogen, Handgelenken und Kniegelenken tragen.
- Machen Sie Ihren Garten kindersicher. Sichern Sie insbesondere die Regentonne und den Gartenteich mit einer Abdeckung oder Umzäunung, und pflanzen Sie keine Giftpflanzen an.
- Ziehen Sie Ihrem Kind auf gar keinen Fall Kleidung an, die im Halsbereich mit Kordeln versehen ist. Auch Schlüsselbunde sollten nicht um den Hals getragen werden.
- Viele Kinder verunglücken auf dem Schulweg. Begleiten Sie Ihre Kinder, bis sie den Schulweg sicher bewältigen.
- Verwenden Sie im Auto geeignete, sicher eingebaute und Größe, Gewicht und Alter des Kindes angepasste Rückhaltesysteme und Kindersicherungen.

Kinderrückhaltesysteme im Auto

Kinder sind als Pkw-Insassen am stärksten gefährdet. Dabei könnten die gängigen Rückhaltesysteme im Auto bei richtigem Gebrauch das Risiko schwerer oder gar tödlicher Verletzungen stark mindern. Dennoch werden nicht alle Kinder im Fahrzeug ausreichend gesichert, und zu oft ist das Sicherungssystem nicht (mehr) passend.

Insbesondere bei Kurzfahrten innerorts wird die Sicherung der Kinder oft vernachlässigt. Dabei führen gerade die Unfälle im geringen Geschwindigkeitsbereich (Tempo 50) bei nicht angegurteten bzw. nicht durch einen

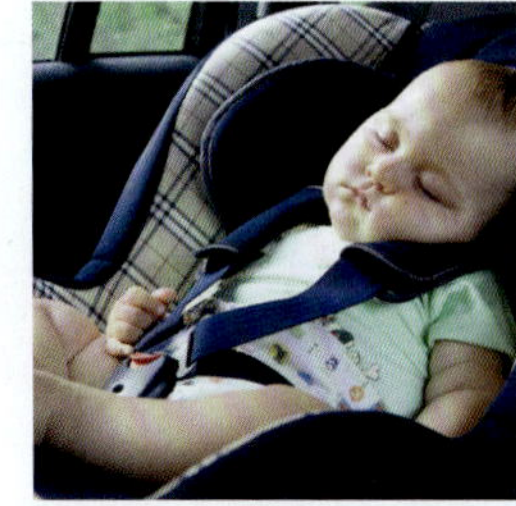
Renata Osinska/Fotolia.com

Kindersitz gesicherten Insassen zu schwersten Verletzungen. Gurte oder andere Sicherungssysteme bieten die beste Chance, bei einem Autounfall mit nur leichten Blessuren davonzukommen. Kindersitze gehören auf die Rückbank des Autos. Nur im Ausnahmefall sollten Babys im **entsprechenden Kindersitz** entgegen der Fahrtrichtung auf dem Beifahrersitz mitfahren. **Achtung:** Der Airbag muss bei dieser Anordnung ausgeschaltet sein, z. B. mittels Transponder-Sitz.

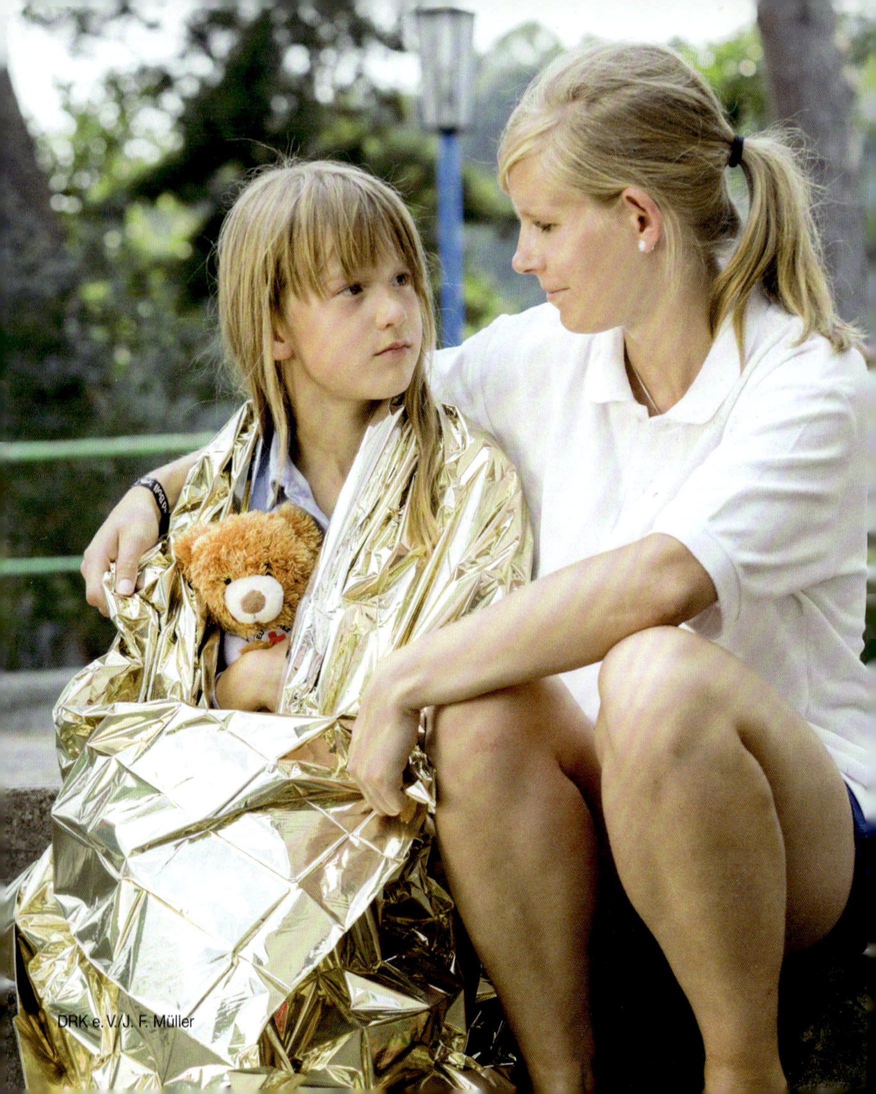
DRK e. V./J. F. Müller

2 Richtiges Verhalten bei Notfällen mit Kindern

Kinder sind keine kleinen Erwachsenen. Sie sind in Notfallsituationen, bei Erkrankung oder Unfallgeschehen einer Vielzahl ihnen bisher unbekannten Belastungen und Erfahrungen ausgesetzt, die sehr intensiv wahrgenommen werden. Auf die Besonderheiten der kindlichen Psyche wird in diesem Kapitel eingegangen. Kindern im Notfall zu helfen, erfordert mehr als Erste-Hilfe-Kenntnisse und systematisches Vorgehen, wie in diesem Kapitel und im Buch beschrieben. Angst, Schmerzen, Unsicherheit und oft sogar das Gefühl, selbst Schuld am Unglück zu sein, belasten die kleinen Patienten. Erste Hilfe bei Kindern erfordert daher vor allem Zuwendung, Einfühlungsvermögen, Verständnis, Zuspruch und Trost.

2.1 Die Verpflichtung zum Helfen

Anderen Menschen in einer Notsituation zu helfen, ist als Akt der Nächstenliebe in vielen Kulturen und Religionen selbstverständlich. In keiner anderen Situation ist die Bereitschaft zu helfen größer als bei Unfällen und Notfällen, an denen Kinder beteiligt sind. Alle sonst gestellten Fragen nach Zuständigkeit, Kompetenz oder gesetzlicher Verpflichtung rücken in den Hintergrund, wenn es sich bei dem Hilfsbedürftigen oder Unfallopfer um ein Kind handelt. Erste Hilfe zu leisten ist eine Selbstverständlichkeit. Doch insbesondere bei Kindernotfällen richtig und kompetent helfen zu können, muss erlernt werden. Hierzu trägt das vorliegende Buch bei. Um jedoch vor allem die praktischen Maßnahmen richtig zu erlernen, ist ein Erste-Hilfe-Kurs anzuraten.

Anforderung an Helfende
Zum Glück verlaufen auch spektakulär aussehende Unfälle mit Kindern oftmals glimpflicher, als es im ersten Moment den Anschein hat. Bleiben Sie ruhig, verschaffen Sie sich zunächst eine Übersicht über die vorgefundene Situation. Handeln Sie nicht kopflos, sondern besonnen. Meist sind Sie an einer Unglücksstelle auch nicht allein; es ist sicher noch jemand da, der bereit ist mitzuhelfen. Sprechen Sie andere direkt an und erbitten Sie deren Mithilfe. Es ist immer wichtig, dass einer die Initiative ergreift und ruhig bleibt. Beruhigen Sie – wenn notwendig – auch die Angehörigen, insbesondere die Eltern. Manchmal müssen sogar gut gemeintes, aber falsches Eingreifen und unüberlegtes Handeln anderer Helfer verhindert werden. Betreuung und Zuwendung sind für ein verunglücktes Kind am Unfallort besonders wichtig. Sprechen Sie mit ihm, trösten und betreuen Sie es, bis der Rettungsdienst eintrifft.

Was ist unter Erster Hilfe zu verstehen?

Unter Erster Hilfe versteht man alle Maßnahmen, die bei Unfällen, akuten Erkrankungen und Vergiftungen bis zum Eintreffen eines Arztes oder des Rettungsdienstes erforderlich sind, damit sich der Gesundheitszustand des Kindes nicht weiter verschlechtert:

- Lebensrettende Sofortmaßnahmen durchführen (z. B. Blutungsstillung, Beatmung, stabile Seitenlagerung usw.)
- Schmerzen durch sachgerechte Lagerung oder andere Hilfeleistungen lindern
- Verletzte betreuen und trösten
- Notruf 112 veranlassen, Rettungsdienst/Arzt alarmieren
- Erste Hilfe ersetzt nicht die Behandlung durch einen Arzt

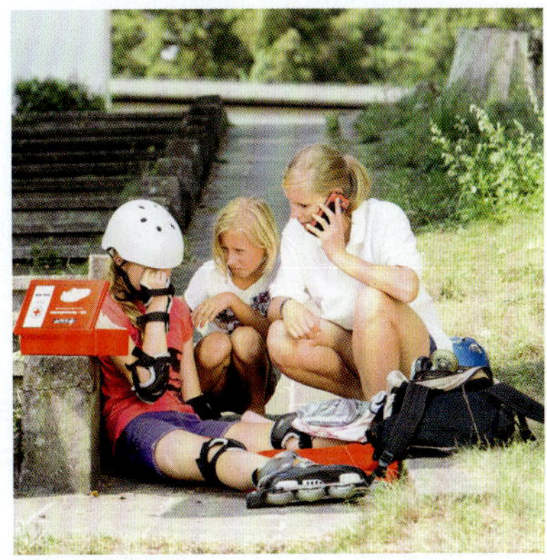

DRK e. V./J.F. Müller

Hilfe für den Helfenden

Notfälle mit Kindern sind belastende Situationen für **alle Beteiligten**. Es können Anzeichen einer akuten Belastungsreaktion auftreten, wie z. B. Schlaf-, Essstörungen, Ängstlichkeit, Erregtheit. Sie sind als normale Reaktionen auf ein nicht alltägliches Ereignis zu werten, das den Helfenden noch einige Tage beschäftigen wird. Oft hilft es, seine Erlebnisse anderen Menschen mitzuteilen. Halten diese Anzeichen jedoch längere Zeit an, kann Hilfe durch spezielle Beratungsangebote bei Ihrem Roten Kreuz vor Ort in Anspruch genommen werden (www.drk.de).

!

2.2 Was tun im Notfall

2.2.1 Die erste Kontaktaufnahme

Um etwas über den Gesundheitszustand eines verunglückten oder kranken Kindes zu erfahren, bedarf es meist keiner technischen Hilfsmittel, aber oftmals viel Geduld und Einfühlungsvermögen. Versuchen Sie ruhig zu bleiben. Aufgeregte, panische, schreiende oder weinende Eltern und Angehörige können die Situation und das Befinden oft nicht einschätzen und nicht angemessen helfen. Das Kind bekommt Angst und wird weiter verunsichert: „Wenn die Eltern schon weinen, dann muss es mir schlecht gehen." Wirken Sie beruhigend, indem Sie ruhig sprechen, das Kind streicheln und es zügig, aber ohne Hast untersuchen.

- Die meisten verunglückten Kinder sind bei Bewusstsein und somit ansprechbar. Sie können Angaben über Verletzungen, Schmerzen oder ihr Befinden machen.
- Durch genaues Beobachten können Sie feststellen, ob z. B. die Hautfarbe normal rosig, blass oder blau verändert ist.
- Fassen Sie das Kind z. B. an der Hand an, begeben Sie sich hierzu auf Augenhöhe (z. B. hinknien). Dies wirkt zunächst beruhigend. Gleichzeitig spüren Sie durch den Hautkontakt, ob die Haut warm oder kalt, trocken oder feucht ist.

All diese Beobachtungen geben Ihnen die ersten Informationen über den Allgemeinzustand des Kindes und wichtige Hinweise für Ihr weiteres Vorgehen und Ihre Ersthilfe, die Sie dem Zustand des betroffenen Kindes anpassen können.

Versuchen Sie die Angehörigen zu beruhigen und möglichst mit einzubeziehen. Nehmen Sie das Kind ernst, vermeiden Sie Babysprache, und reden Sie nicht nur, sondern hören Sie auch aktiv zu. Seien Sie ehrlich und kündigen Sie immer an, was Sie als Nächstes tun werden. Loben Sie hilfreiches Verhalten des Kindes. Bagatellisieren Sie die Situation nicht, denn Kinder reagieren darauf eher mit Misstrauen und Ablehnung. Bei Sprachbarrieren können anwesende Familienangehörige des Kindes sicherlich hilfreich vermitteln.

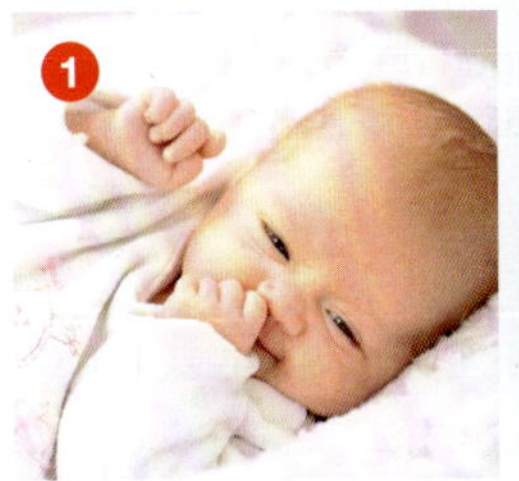

Stefanie B./Fotolia.com

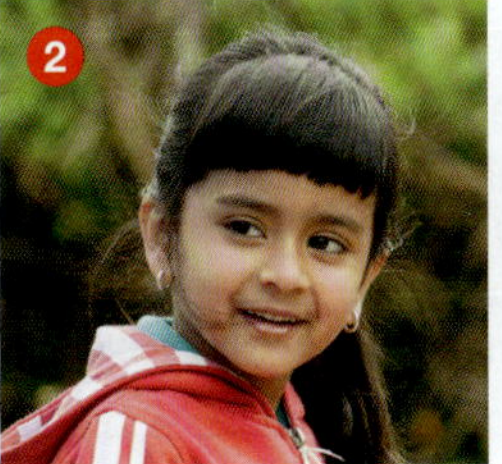

DRK-Service GmbH/M. Eram

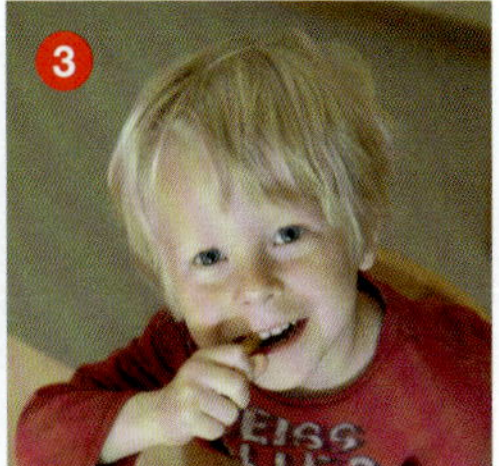

DRK-Service GmbH/M. Eram

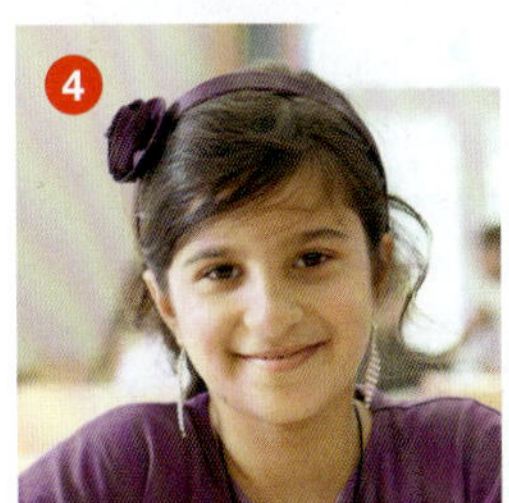

DRK-Service GmbH/R. Wichert

1 Säuglinge – bis Ende erstes Lebensjahr

2 + 3 Kinder – erstes Lebensjahr bis zum sichtbaren Beginn der Pubertät

4 Jugendliche – Pubertät bis Volljährigkeit

Alterseinteilung der Kinder

Kinder sind keine kleinen Erwachsenen. Sie erleben Notfallsituationen aus ihrer Perspektive. Auch sind die Auswirkungen von Unfällen und Erkrankungen andere. Ebenso ist die erforderliche Erste Hilfe dem Alter, der Konstitution und dem Entwicklungsstand des Kindes anzupassen.

2.2.2 Pulskontrolle

Es kann vorkommen, dass bei gesundheitlichen Störungen z. B. der Kinderarzt oder die Informationszentrale für Vergiftungen nach der Pulsfrequenz (Pulsschläge in der Minute) fragt. Daher sollten Sie den Puls Ihres Kindes tasten und auszählen können.

> **!**
>
> **Beachten Sie**
>
> Das Pulsfühlen ist bei Kindern nicht einfach. Lassen Sie es sich am besten von Ihrem Kinderarzt zeigen.

2.2.3 Fieber messen

Ein besonders zu beachtendes Symptom bei Infektionskrankheiten ist das Fieber. Fühlt sich die Haut wärmer oder kälter an als normal, muss die Temperatur gemessen werden. Quecksilberthermometer finden kaum noch Verwendung. Digitale Thermometer lassen sich einfacher handhaben, die Messzeit ist kürzer, das Gerät gibt nach Beenden der Temperaturermittlung ein akustisches Signal ab und das Messergebnis ist leichter abzulesen. Beachten Sie die Gebrauchsanweisung des Herstellers.

So machen Sie's richtig

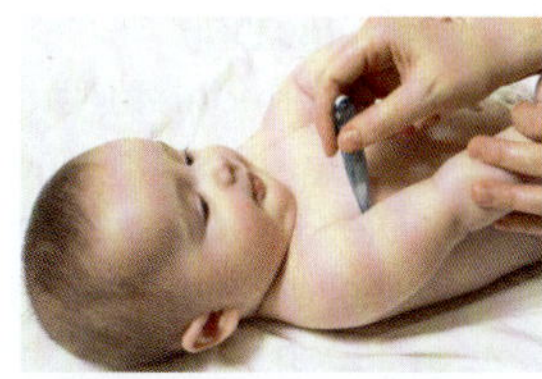
fred goldstein/istockphoto.com

Axillare Messung (in der Achselhöhle)

- Legen Sie das Thermometer in die Achselhöhle.
- Bei Jugendlichen sollten Sie zunächst die Achselhöhle trocken wischen.
- Messzeit: digital ein bis zwei Minuten

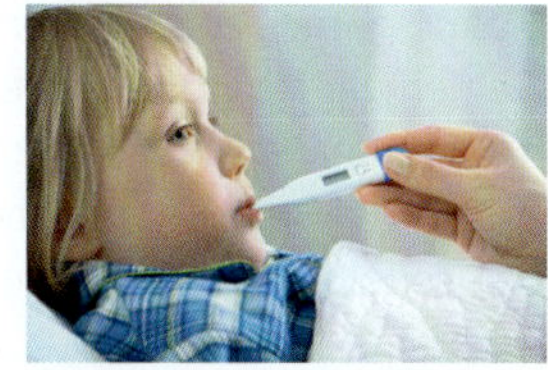
Alexander Raths/istockphoto.com

Orale Messung (im Mund)

- Die Messung eignet sich bei Kindern ab sechs Jahren.
- Legen Sie die Spitze des digitalen Thermometers unter die Zunge des Kindes.
- Messen Sie nicht unmittelbar nach Aufnahme von warmen Speisen und Getränken.
- Messzeit: digital ein bis zwei Minuten

Dem behandelnden Arzt sollte neben der Temperatur auch die Messmethode mitgeteilt werden.

Rektale Messung (im After)

Die rektale Messung wird meist bei Säuglingen und Kleinkindern angewendet. Der Messwert liegt ca. 0,5 °C höher als bei der axillaren oder oralen Messung.

- Legen Sie das Kind mit angezogenen Knien auf die Seite.
- Cremen Sie die Spitze des Thermometers etwas ein, damit sie gleitfähig ist und führen Sie die Thermometerspitze vorsichtig in den After ein.
- Messzeit: digital ein bis zwei Minuten, Quecksilberthermometer ca. fünf Minuten

Messung im Ohr

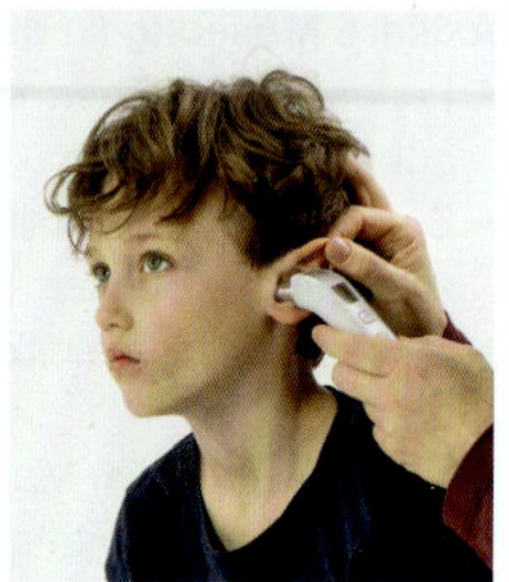

DRK-Service GmbH/J. F. Müller

- Infrarotthermometer erlauben eine genaue Temperaturmessung in wenigen Sekunden im Ohr. Die Geräte messen die Wärme, die vom Trommelfell und dem umgebenden Gewebe abgegeben wird.
- Die richtige Messtechnik ist wesentlich. Die Ohrmuschel muss bei Säuglingen (unter einem Jahr) gerade nach hinten, bei Kindern über einem Jahr (und auch bei Erwachsenen) schräg nach oben gezogen werden. Nur so kann die Spitze vorsichtig in den Gehörgang geschoben und die Temperatur gemessen werden.
- Messzeit: ein bis zwei Sekunden

!

Bedeutung der Messergebnisse

Temperatur	Bedeutung
Über 38 °C	Fieber
Ca. 37 °C bis 38 °C	Erhöhte Temperatur
Ca. 36 °C bis 37 °C	Regelrechte Temperatur
Unter 36 °C	Untertemperatur

2.2.4 Suchen nach Verletzungen

Bevor Sie Erste-Hilfe-Maßnahmen ergreifen, müssen Sie Art und Umfang der Verletzungen oder der Erkrankung ermitteln. Wenn das Kind ansprechbar ist, können Sie es nach seinem Befinden fragen und erhalten so Hinweise. Doch gerade bei kleineren Kindern ist dies nicht so einfach. Sie neigen dazu, über **Bauchschmerzen** zu klagen, auch wenn es ganz woanders weh tut. Manche Kinder behaupten aus Angst, etwas **angestellt** zu haben, sie seien unverletzt. Manchmal müssen Sie Kleidung öffnen oder aufschneiden, damit Verletzungen besser erkannt und versorgt werden können.

- Blutlachen am Boden oder Blutflecke in der Kleidung, aber auch beschädigte Kleidung deuten auf verdeckte Verletzungen hin.
- Sie müssen bei bewusstlosen Kindern – nachdem Sie die lebensrettenden Maßnahmen eingeleitet haben – vorsichtig nach weiteren Verletzungen suchen.
- Manchmal erhalten Sie durch Augenzeugenberichte oder die Unfallsituation Aufschluss über mögliche verdeckte Verletzungen.
- Wenn Sie Anhaltspunkte dafür haben, dass Verletzungen durch die Lage des verunglückten Kindes verdeckt sein könnten, müssen Sie behutsam seine Lage so weit verändern, dass Sie die Verletzungen erkennen und versorgen können.

Beachten Sie
Ist das Kind bewusstlos, erschwert das Fehlen jeder Schmerzäußerung das Erkennen von Verletzungen. Nicht nur Verletzungen, die sofort ins Auge fallen, sind zu versorgen, sondern auch solche, die durch die Lage des Kindes oder die Kleidung verdeckt sein könnten. Diese werden leicht übersehen!

!

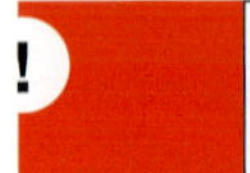

Wichtig
Sagen Sie Kindern immer, was Sie tun wollen, und bitten Sie um Mithilfe.

2.2.5 Verletzte und kranke Kinder immer zudecken

In der Folge einer Verletzung oder einer Erkrankung und der damit verbundenen erheblichen psychischen Belastung frieren die kleinen Patienten selbst bei normaler Lufttemperatur – vor allem wenn durch den Unfall oder die Erkrankung der Kreislauf beeinträchtigt ist. Kinder haben durch die im Verhältnis zu Erwachsenen viel geringere Körpermasse einen sehr labilen Wärmehaushalt. Daher müssen Kinder stets gut warm gehalten werden. Vorsicht bei Säuglingen – bei ihnen kann zu warmes Zudecken zu einem Wärmestau führen. Legen Sie verunglückte und kranke Kinder möglichst immer auf eine (Rettungs-)Decke und wickeln Sie sie darin vorsichtig ein.

Rettungsdecken
Besonders vorteilhaft sind die im Kfz-Verbandkasten vorhandenen Rettungsdecken. Beachten Sie, dass die Rettungsdecke beim Entfalten sehr geräuschvoll ist, was das Kind in der ohnehin belastenden Situation erschrecken könnte. Zum Kälteschutz zeigen die silberne Seite nach innen, also zum Kind hin, und die goldene Seite nach außen. Die Rettungsdecke soll nicht direkt auf dem unbekleideten Körper anliegen.

So machen Sie's richtig

- Säuglinge und kleinere Kinder kann man ohne größeren Aufwand gut in eine Decke **einwickeln**.

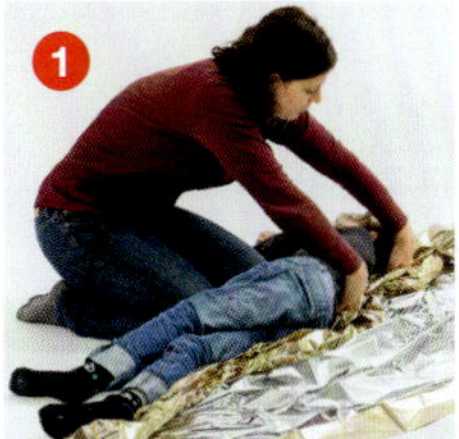

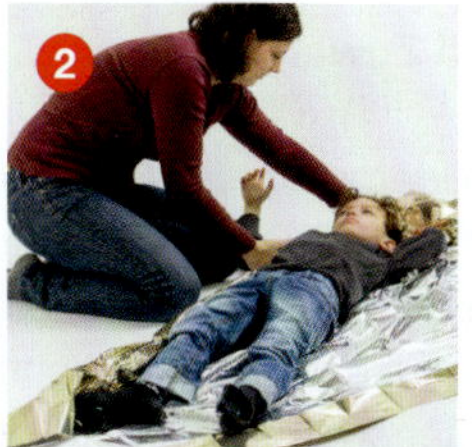

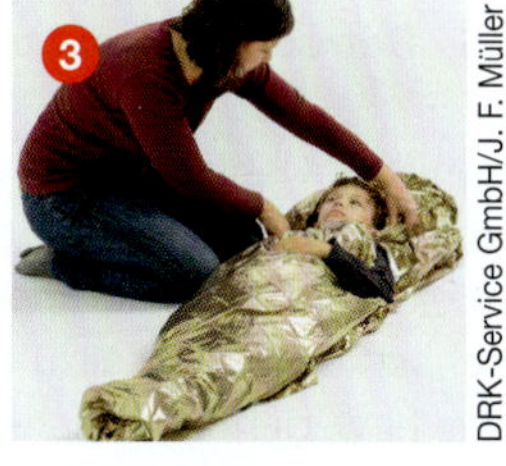

DRK-Service GmbH/J. F. Müller

1 Die Rettungsdecke eignet sich gut, um verletzte Kinder zuzudecken und so vor Wärmeverlust zu schützen. Drehen Sie dazu das Kind auf die Seite. Raffen Sie die Rettungsdecke etwas und legen Sie sie dann längs zur Rückseite des Kindes.

2 + 3 Drehen Sie das Kind dann wieder auf den Rücken, sodass es auf der Decke zu liegen kommt. Die Decke möglichst dicht schließen oder mit einem Pflasterstreifen fixieren.

- Bei größeren Kindern (Schulkindern) falten oder raffen Sie eine Rettungsdecke (Decke) zu zwei Dritteln und legen Sie diese längs dicht an eine Seite des Kindes.
- Drehen Sie das Kind vorsichtig zu sich auf die Seite und raffen Sie die Decke dicht an seinen Rücken.
- Legen Sie das Kind dann vorsichtig wieder auf den Rücken. Sie können jetzt den zusammengelegten Teil der Decke unter seinem Körper hervorziehen.
- **Wickeln** Sie das Kind mit den überstehenden Seiten der nun unter ihm liegenden Decke möglichst dicht ein.
- Statt einer Decke kann bei kleinen Kindern auch warme Kleidung von Erwachsenen, z. B. ein Mantel, verwendet werden.

2.2.6 Betreuung, Trost und Zuwendung

Besonders wichtig für das Allgemeinbefinden verunglückter oder kranker Kinder sind Betreuung, tröstlicher Zuspruch und Zuwendung durch den Ersthelfer bis zum Eintreffen des Rettungsdienstes. Dies wird häufig unterschätzt und leider allzu oft vernachlässigt. Wenn möglich werden Angehörige bzw. dem Kind nahestehende Personen einbezogen. So können auch evtl. vorhandene Sprachbarrieren überbrückt werden. Geben Sie dem Kind sein liebstes Kuscheltier. Auch manche Rettungsdienste haben Kuscheltiere dabei. Diese helfen, das Kind von seinen Verletzungen und Schmerzen abzulenken.

So machen Sie's richtig

- Lassen Sie kranke Kinder nicht lang allein. Betreuen, Beruhigen und Trost spenden sind wichtig für das Kind und positiv für seinen Allgemeinzustand.
- Erklären Sie ihm die Situation altersgerecht. Loben Sie seine Mitarbeit.
- Betroffene Kinder sollten möglichst schnell abgeschirmt werden (Schutz vor belastenden Anblicken, Geräuschkulissen und Gerüchen).

2.3 Notruf 112/Alarmierung des Rettungsdienstes

Bei allen Notfällen ist die **frühzeitige Alarmierung des Rettungsdienstes** von entscheidender Bedeutung.

Die bundes-/europaweit einheitliche Notrufnummer ist die **112**.

So machen Sie's richtig

Die Unfallmeldung soll folgende Informationen enthalten:

- Wo ist der Notfall?
  Machen Sie zuerst möglichst genaue Angaben über den Notfallort: Ort, Straße, Hausnummer, Fabrikgebäude, Zufahrtswege, Stockwerk usw. Legen Sie danach bitte nicht auf!
- Warten Sie auf Fragen der Rettungsleitstelle!
  Meist sind für den Einsatz des Rettungsdienstes und der Feuerwehr weitere Informationen von Bedeutung, wonach Sie gefragt werden. Zum Beispiel:
  - Was ist genau geschehen?
  - Um wie viele Verletzte geht es?
  - Welche Verletzungen haben die Betroffenen und besteht Lebensgefahr?

Hinweis
Der Notruf 110 alarmiert die Polizei, der Notruf wird – wenn notwendig – an den Rettungsdienst weitergegeben. **!**

Hinweis
Bei einem Notruf 112 vom Handy ist eine besonders genaue Ortsangabe zu machen. **!**

Den Rettungsdienst einweisen

Bei schwierigen örtlichen Gegebenheiten, z. B. bei unübersichtlicher Straßenführung, bei mehrstöckigen Häusern, bei einem großen Werksgelände, sollte immer ein Helfer den Rettungsdienst auf der Straße bzw. der Firmenzufahrt empfangen, um ihn einzuweisen.

Die Notrufsäulen

An Autobahnen und an manchen Bundesstraßen befinden sich Notrufsäulen, über die der Rettungsdienst alarmiert werden kann.

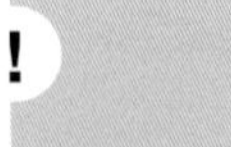

Was tun bei Vergiftungen?

Bei Vergiftungen kann, nachdem der Rettungsdienst alarmiert wurde, die Informationszentrale für Vergiftungen z. B. in Berlin angerufen werden: 030 19240. Sie kann mit fachlichem Rat dienen.

Von der Unfallstelle ins Krankenhaus

- Fragen Sie das Rettungsdienstpersonal bzw. den ärztlichen Notdienst, ob Eltern oder Angehörige den Transport begleiten und beim Kind bleiben können. Haben Sie aber auch Verständnis, wenn dies im Rettungswagen nicht möglich ist. Erkundigen Sie sich dann, in welches Krankenhaus das Kind gebracht wird, damit Sie ihm dorthin folgen können.
- Bei Kindern ist die Begleitung durch **Aufsichtspflichtige** – Eltern, Erzieherinnen und Erzieher, Lehrerinnen und Lehrer – unerlässlich.
- Für manche Eingriffe im Krankenhaus ist das Einverständnis von Erziehungsberechtigten notwendig. Daher müssen bei Unglücksfällen in Kindertagesstätten oder Schulen immer die Eltern benachrichtigt werden. Ihnen ist mitzuteilen, in welchem Krankenhaus sich ihr Kind befindet.

Die Rechtssituation der Ersthelfer

- Seien Sie versichert, dass ein Ersthelfer mit der Kostenabwicklung nichts zu tun hat – auch dann nicht, wenn er in guter Absicht Rettungsmittel anfordert und sich später herausstellt, dass sie nicht benötigt werden.

- Jeder Ersthelfer ist gegen Körperschäden automatisch gesetzlich unfallversichert. Sachschäden oder Auslagen werden in der Regel durch die Versicherungen der Unfallbeteiligten/Verursacher ersetzt.
- Selbst wenn in der Aufregung einmal eine Erste-Hilfe-Anwendung nicht richtig gelingt, kann ein Laienhelfer dafür nicht strafrechtlich belangt werden.
- Strafbar macht sich nur, wer gar nicht hilft (unterlassene Hilfeleistung), grob fahrlässig handelt oder vorsätzlich jemandem Schaden zufügt.

Die Rettungskette

Die einzelnen Schritte der Hilfe greifen wie Glieder einer Kette ineinander und sorgen dafür, dass Betroffene schnelle Hilfe – bis hin zur endgültigen Behandlung im Krankenhaus – erhalten. Jede Kette ist allerdings nur so stark wie ihr schwächstes Glied. Die Bedeutung der Ersten Hilfe zeigen die ersten zwei Glieder der Kette: Sofortmaßnahmen plus Notruf 112 und Erste Hilfe. Nur eine Ausbildung in Erster Hilfe macht die Rettungskette stark.

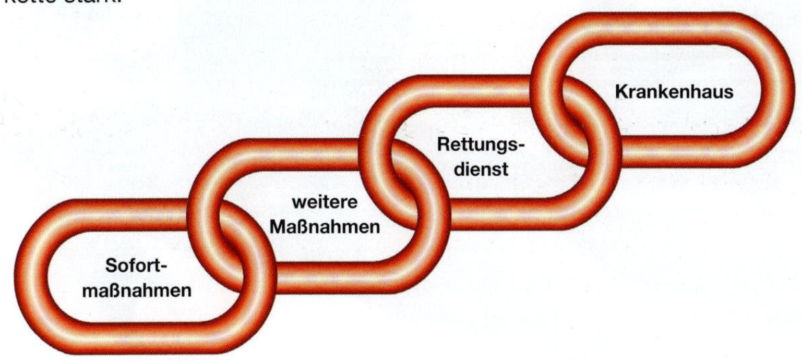

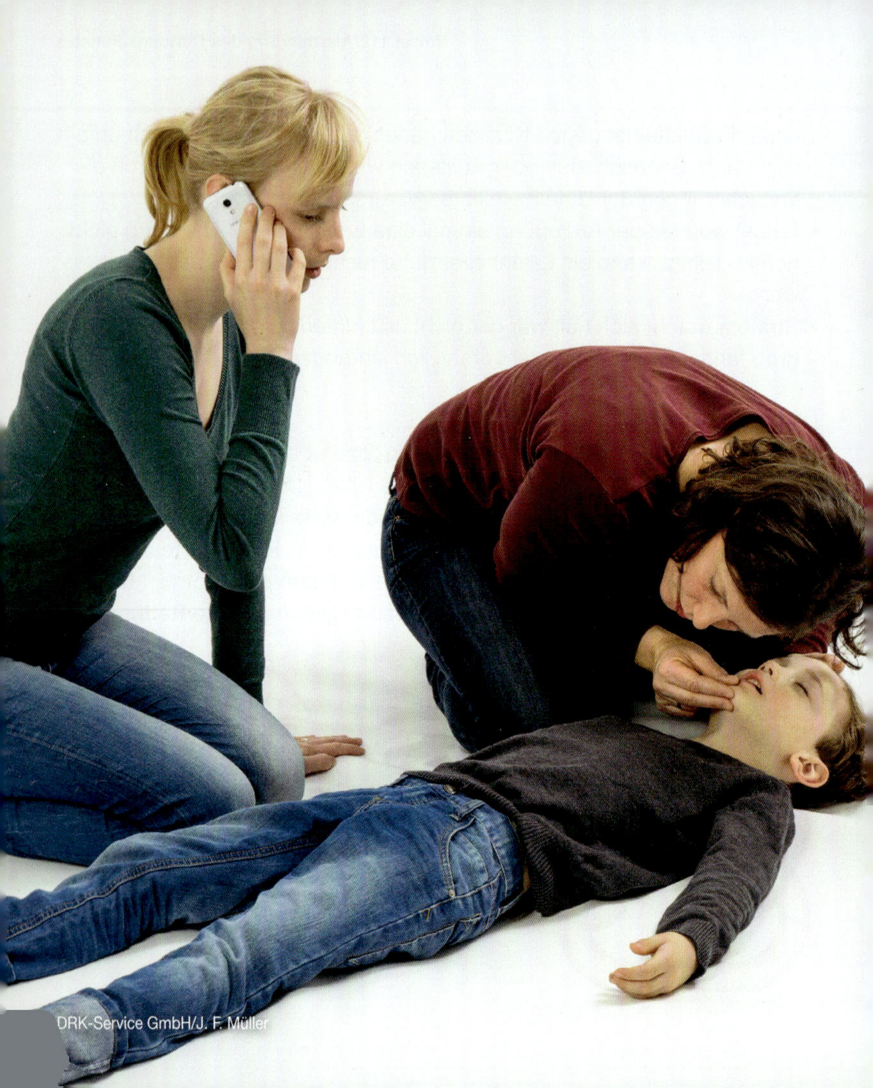
DRK-Service GmbH/J. F. Müller

3 Lebensrettende Sofortmaßnahmen

Lebensrettende Maßnahmen sind immer dann notwendig, wenn die lebenswichtigsten Funktionen – Bewusstsein, Atmung und Kreislauf – durch einen Unfall, eine akute Erkrankung oder eine Vergiftung bedroht sind. Hier zählt jede Sekunde. Deshalb gilt das Prinzip: Notruf 112 – so schnell wie möglich! Dieses Kapitel beschreibt Schritt für Schritt die lebensrettenden Sofortmaßnahmen bei Kindern.

3.1 Störungen des Bewusstseins

Arbeiten die verschiedenen Bereiche des Nervensystems ungestört zusammen, so ist der Mensch bei Bewusstsein. Er kann sehen, hören, fühlen, riechen und schmecken. Sein Denk-, Merk- und Reaktionsvermögen funktioniert ebenso wie die Fähigkeit, geordnete Bewegungsabläufe auszuführen. Er ist örtlich, zeitlich und der Situation entsprechend orientiert. Auch die wichtigen Schutzreflexe (z. B. Husten, Schlucken) sind, obwohl nicht bewusst gesteuert, von einem ungestörten Bewusstsein abhängig.

Ursachen für Bewusstlosigkeit

Ursachen für Bewusstseinsstörungen sind z. B. Beeinträchtigungen der Gehirnfunktion nach schweren Kopfverletzungen, witterungsbedingte Einflüsse auf den Organismus (Hitzschlag) oder vom Gehirn ausgehende Krampfanfälle, Gefäßverletzungen mit massiven Blutungen oder akute sowie chronische Vorerkrankungen.
Bei Kindern wird Bewusstlosigkeit oft durch Sauerstoffmangel ausgelöst. Typische Beispiele sind Unfälle und Erkrankungen mit Atem- und in der Folge auch mit Kreislaufstörungen, wie etwa eine Verlegung der Atemwege (Beinahe-Ertrinken, Verschlucken oder Anatmen von Fremdkörpern, Beinahe-Ersticken), Erkrankungen der Atemwege wie Kehlkopfentzündungen (Epiglottitis), Krupp sowie Pseudokrupp. Eine häufige Ursache ist

> **!** **Gefahren bei Bewusstlosen**
> Die größte Gefahr besteht darin, dass bei Bewusstlosen die Schutzreflexe ausgeschaltet sind und die Muskulatur völlig erschlafft ist. Die Zunge kann so die Atemwege im Rachenraum verschließen. Speichel, Erbrochenes oder Blut kann in die Atemwege eindringen und infolge des fehlenden Hustenreflexes zur Erstickung führen.

im Säuglingsalter auch der plötzliche Kindstod (SIDS, s. S. 62 f.), dessen Ursache nicht restlos geklärt ist. Letztlich sind bei Kindern auch Vergiftungen mit Störung der Vitalfunktionen nicht selten.

Erkennen der Bewusstlosigkeit

Eine Bewusstlosigkeit erkennen Sie daran, dass das Kind nicht ansprechbar ist. Es reagiert nicht mehr auf äußere Reize (Ansprechen, Anfassen), die Muskulatur ist erschlafft. Der Zustand ist einem Tiefschlaf vergleichbar, aus dem das Kind nicht erweckt werden kann.

3.1.1 Maßnahmen bei Bewusstlosigkeit

So machen Sie's richtig

Wenn Sie ein scheinbar lebloses Kind auffinden, kontrollieren Sie zunächst das Bewusstsein: Sprechen Sie das Kind laut und deutlich an, fassen Sie es an, schütteln Sie das Kind vorsichtig an den Schultern. **Achtung: Säuglinge niemals kräftig schütteln!** Reagiert das Kind darauf und macht z. B. die Augen auf und orientiert sich zu Ihnen, ist es bei Bewusstsein, helfen Sie situationsgerecht. Reagiert das Kind nicht – keine Bewegungen, die Augen sind ggf. geschlossen – ist es bewusstlos und wird in die stabile Seitenlage gebracht.

Notruf 112/Rettungsdienst alarmieren

- Immer wenn Sie feststellen, dass ein verletztes oder krankes Kind bewusstlos, eine normale Atmung jedoch vorhanden ist, veranlassen Sie sofort, möglichst parallel mit dem Beginn der weiteren Maßnahmen, dass der Rettungsdienst alarmiert wird.

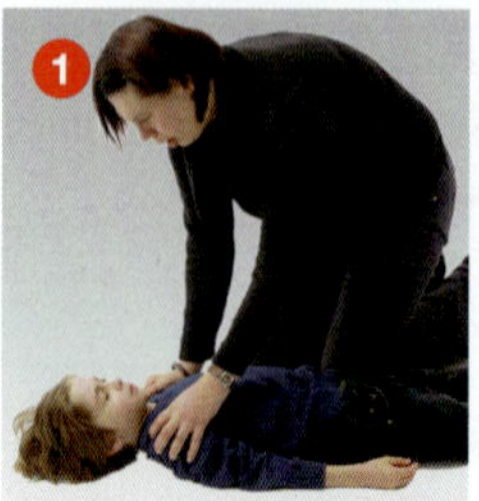
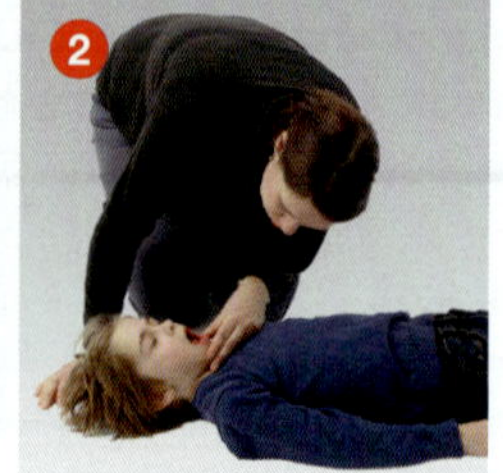
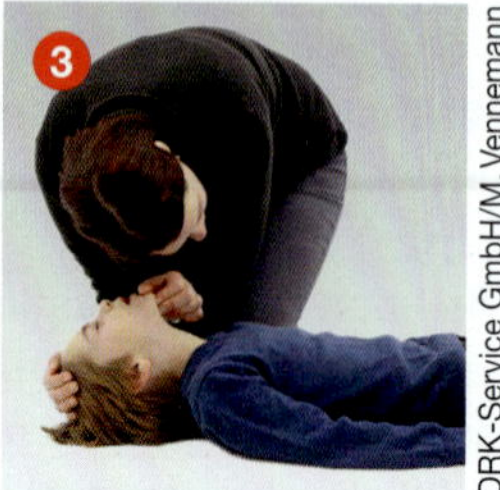

DRK-Service GmbH/M. Vennemann

1. Wenn das Kind auf Ansprache und Anfassen reagiert, helfen Sie je nach Notwendigkeit. Wenn das Kind nicht reagiert, rufen Sie laut um Hilfe, damit Andere auf die Notfallsituation aufmerksam werden.
2. Entfernen Sie zunächst sichtbare Fremdkörper aus dem Mund-Rachen-Raum.
3. Anschließend erfolgt eine Atemkontrolle. Mit Wange und Ohr spüren und hören Sie den Atem. Am Brustkorb sehen Sie die Atembewegungen.

Atemkontrolle durchführen

- Wenn Sie feststellen, dass das Kind bewusstlos ist, müssen Sie sofort seine Atmung kontrollieren. Drehen Sie das Kind vorsichtig auf den Rücken. Entfernen Sie sichtbare Fremdkörper aus der Mundhöhle.
- Fassen Sie das bewusstlose Kind danach mit zwei bis drei Fingern am Kinn und mit der anderen Hand an der Stirn und legen Sie so seinen Kopf behutsam nach hinten (leichtes Überstrecken des Halses). Dazu wird das Kinn leicht angehoben und nach vorne gezogen. Die Atemkontrolle soll nicht länger als zehn Sekunden dauern.
  Achtung: Bei Neugeborenen und Säuglingen den Hals nicht nach hinten überstrecken! Der Kopf wird bei ihnen in der Neutralposition, auch

Schnüffelstellung genannt, gehalten, das Kinn mit zwei Fingern dabei leicht gehoben.

- Sie können mit der eigenen Wange und dem Ohr dicht über Mund und Nase des Kindes seine Atmung fühlen, oft sind Atemgeräusche wahrnehmbar. Dabei blicken Sie zum Brustkorb und sehen, wie sich Brust und Bauch beim Atmen heben und senken.
  Achtung: Sind an Bauch und Brustkorb Bewegungen (Schaukelbewegungen) erkennbar, ist aber dabei kein Atemzug fühlbar, kann eine Verlegung der Atemwege vorliegen (s. S. 54).
- Wenn Sie erkennen, dass der Säugling bzw. das bewusstlose Kind noch normal atmet, darf das Kind im Zustand der Bewusstlosigkeit keinesfalls auf dem Rücken liegen bleiben. Es würde in dieser Lage infolge der Atemwegsverlegung durch die zurücksinkende Zunge ersticken! Vielmehr müssen Sie es so lagern, dass Flüssigkeiten (z. B. Speichel, Erbrochenes oder Blut) aus dem Mund abfließen können und die Zunge die Atemwege nicht verlegen kann. Dies erreichen Sie durch die stabile Seitenlage.

3.1.2 Stabile Seitenlage

Wenn Sie erkennen, dass der Säugling bzw. das bewusstlose Kind noch normal atmet, darf es keineswegs auf dem Rücken liegen bleiben. Es würde durch das Zurücksinken der Zunge ersticken.

So machen Sie's richtig

- Der Säugling bzw. das Kind liegt auf dem Rücken, Beine sind ausgestreckt. Eine evtl. vorhandene Brille wird abgenommen.

- Der Ihnen nahe Arm wird angewinkelt nach oben gelegt, die Handinnenfläche zeigt dabei nach oben. Greifen Sie die ferne Hand des Kindes und kreuzen Sie seinen Arm vor der Brust. Führen Sie den Handrücken an die Wange des Kindes und halten Sie die Hand dort fest.
- Jetzt fassen Sie das ferne Bein oberhalb des Knies und ziehen das Kind zu sich. Der Körper des Kindes wird so vorsichtig auf die Seite gelegt.
- Damit die Atemwege wirklich frei sind, müssen Sie den **Kopf** des Kindes **nackenwärts beugen** und darauf achten, dass der **Mund geöffnet** ist. So können Flüssigkeiten ungehindert abfließen. Legen Sie die Finger der nahen Hand unter die Wange, sodass der Kopf in seiner Lage stabilisiert wird.
- Notruf 112/Alarmieren Sie den Rettungsdienst.
- **Decken Sie das Kind** mit einer Decke zu und kontrollieren Sie bis zum Eintreffen des Rettungsdienstes wiederholt die Atmung.
- Sollte das Kind aufwachen, bevor der Rettungsdienst eintrifft, so veranlassen Sie es liegen zu bleiben. Wer bewusstlos war, gehört in ärztliche Behandlung.
- Bei Atemstillstand müssen Sie das Kind sofort wieder auf den Rücken drehen und beatmen (s. S. 42 ff.).

!

Hinweis
Bei Säuglingen und Kindern wird analog der Seitenlage bei Erwachsenen verfahren. Zur Stabilisierung der Lage ist bei Säuglingen und kleineren Kindern evtl. die Unterstützung durch ein kleines Kissen oder eine Decke erforderlich.

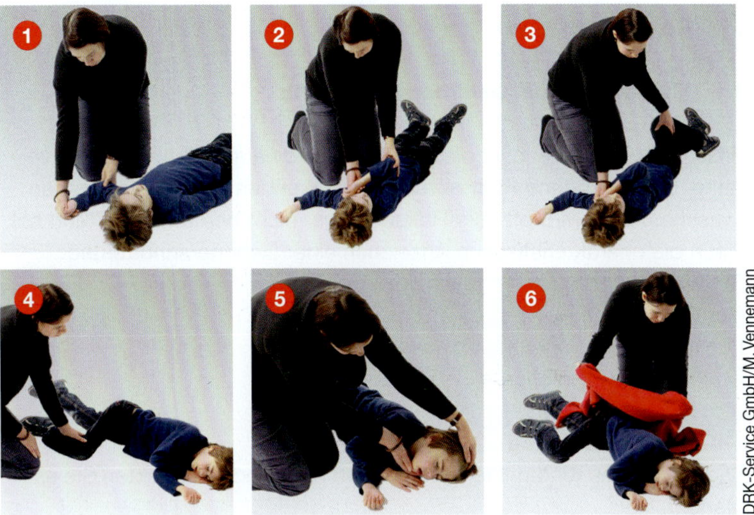

DRK-Service GmbH/M. Vennemann

1. Knien Sie seitlich neben dem betroffenen Kind, strecken Sie seine Beine aus und winkeln Sie den nahen Arm an.
2. Greifen Sie die ferne Hand und kreuzen Sie den Arm vor der Brust. Führen Sie den Handrücken an die Wange des Kindes, und halten Sie ihn dort fest.
3. Ziehen Sie das Kind zu sich herüber.
4. Das oben liegende Bein wird so ausgerichtet, dass der Oberschenkel im rechten Winkel zur Hüfte liegt.
5. Überstrecken Sie den Hals des Kindes, um das Freihalten der Atemwege sicherzustellen. Der Mund wird leicht geöffnet und die an der Wange liegende Hand so ausgerichtet, dass die überstreckte Kopfposition beibehalten wird.
6. Alarmieren Sie den Rettungsdienst (Notruf 112). Decken Sie das Kind zu, beobachten (Atmung wiederholt kontrollieren!) und betreuen Sie es.

3.2 Kopfverletzungen

3.2.1 Maßnahmen bei Gehirnerschütterung

Die Gehirnerschütterung ist die **leichteste** und häufigste Art der Kopfverletzung. Das betroffene Kind ist meist für Sekunden bis wenige Minuten bewusstlos. Dies wird oft vom Helfenden gar nicht bemerkt. Das Kind hat danach die charakteristischen Anzeichen einer Gehirnerschütterung:

- Schwindel
- Kopfschmerzen
- Lücken in der Erinnerung an das Unfallereignis
- Übelkeit und Erbrechen

So machen Sie's richtig

- Lagern Sie das Kind mit leicht erhöhtem Kopf und beobachten Sie es ständig.
- Lassen Sie das Kind möglichst nicht allein.
- Notruf 112/Alarmieren Sie den Rettungsdienst. Das Kind muss in ärztliche Behandlung.

> **!** **Hinweis**
> Wegen der Komplikationen, die bei Kopfverletzungen auch noch Stunden später auftreten können, müssen Sie immer den Rettungsdienst alarmieren.

3.2.2 Maßnahmen bei Kopfverletzungen mit Bewusstlosigkeit

Durch das Anschwellen bzw. leichte Blutungen im Gehirn infolge der Gewalteinwirkung kann es längere Zeit dauern, bis Veränderungen oder Störungen des Bewusstseins auftreten. Aus diesem Grund ist eine ärztliche Untersuchung unabdingbar. Ist ein verletztes Kind nach einer Gewalteinwirkung auf den Kopf bewusstlos oder verliert es mit zeitlicher Verzögerung das Bewusstsein, besteht Lebensgefahr!

So machen Sie's richtig

- Führen Sie bei einem kopfverletzten, bewusstlosen Kind die Maßnahmen wie bei Bewusstlosigkeit durch: Atemkontrolle, stabile Seitenlage (s. S. 37 ff.).
  Achtung: Bei Blutungen aus Nase, Mund oder Ohr sollten Sie das verletzte Kind möglichst so lagern, dass das Blut abfließen kann.
- Notruf 112/Alarmieren Sie sofort den Rettungsdienst.
- Versorgen Sie äußere Verletzungen am Kopf des Kindes mit einem möglichst keimfreien Verband, aber achten Sie darauf, dass dabei immer die Atemwege frei bleiben müssen.
- Decken Sie das Kind warm zu (am besten mit einer Rettungsdecke), beobachten Sie es und kontrollieren Sie wiederholt die Atmung.

> **Wichtig**
> Bei Säuglingen kann bereits kräftiges Schütteln zu einer Schädigung des Gehirns führen. Generell müssen Sie bei schweren Kopfverletzungen immer mit Atem- und Kreislaufstörungen rechnen.

3.3 Atmungs- und Kreislaufstörungen

Lebensgefährlicher Sauerstoffmangel

Ein Atemstillstand kann binnen weniger Minuten zum Tod führen, da der lebenswichtige Sauerstofftransport zu den Körperzellen ausfällt. Insbesondere das Gehirn reagiert auf Sauerstoffmangel sehr empfindlich. Bereits nach wenigen Minuten ohne Sauerstoffzufuhr treten irreparable (bleibende) Schäden am Gehirn auf.

Wichtig

Die Schnappatmung ist eine Atemstörung, die sich durch gelegentliche, schnappende Atemzüge auszeichnet. Sie tritt unmittelbar nach einem Kreislaufstillstand auf und darf keinesfalls als normale Atmung angesehen werden. Sie verlangt den unverzüglichen Beginn der Wiederbelebung.

3.3.1 Maßnahmen bei Atemstillstand

Ein erstes Anzeichen für einen Atemstillstand bei einem bewusstlosen Kind ist das bläulich blasse Aussehen im Gesicht, vor allem an Lippen und Ohrläppchen erkennbar. Die Ursache dafür ist der anhaltende Sauerstoffmangel.

So machen Sie's richtig

- Entfernen Sie zunächst sichtbare Fremdkörper aus Mund- und Rachenraum, denn manchmal sind die Atemwege durch Gegenstände, Speichel, Blut oder Erbrochenes verlegt (s. S. 54f.).

- Kontrollieren Sie die Atmung (s. S. 36 f.). Verspüren Sie dabei keinen Atemzug, erkennen keine Atembewegungen und vernehmen keine Atemgeräusche, so liegt ein Atemstillstand vor.
- Alarmieren Sie möglichst schnell den Rettungsdienst – besser noch, Sie lassen dies durch einen weiteren Helfer erledigen, denn der Beginn der Atemspende darf dadurch nicht verzögert werden.
- Führen Sie zunächst fünf effektive Beatmungen durch.
- Achten Sie bei der Durchführung auf Lebenszeichen, wie z. B. Atembewegungen, Husten oder Schlucken.
- Überprüfen Sie erneut die Atmung. Ist keine normale Atmung vorhanden oder bestehen Zweifel daran, beginnen Sie unverzüglich mit der Wiederbelebung (s. S. 46–52).

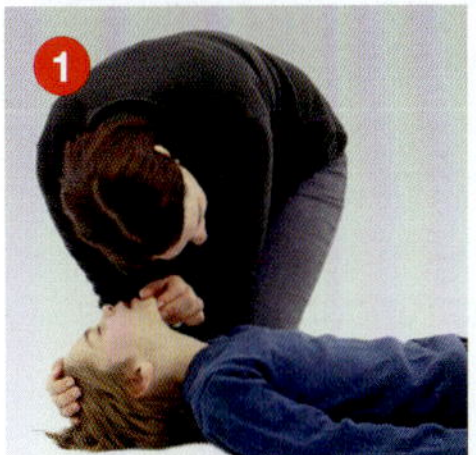

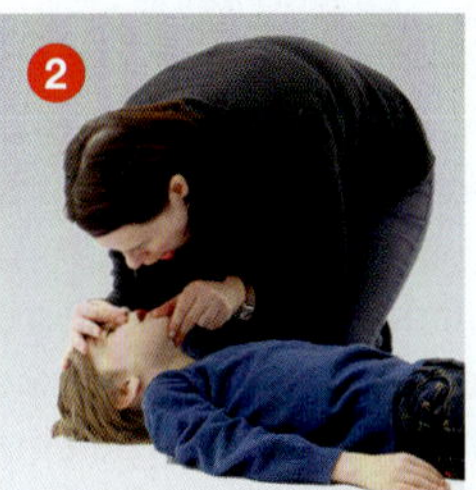

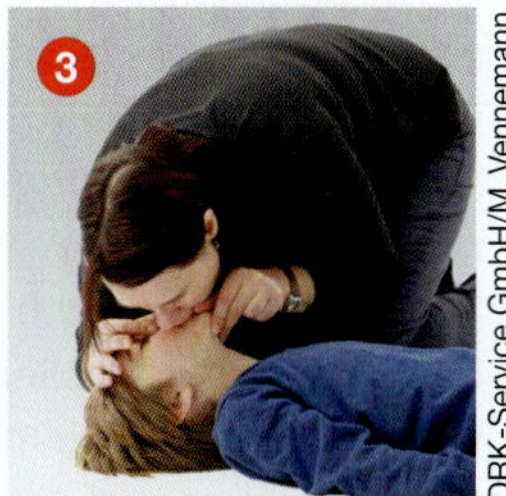

DRK-Service GmbH/M. Vennemann

1 Der Hals wird überstreckt, das Kinn gleichzeitig angehoben und vorgezogen. Daumen und Zeigefinger verschließen den weichen Teil der Nase.

2 Atmen Sie normal ein, öffnen Sie den Mund weit und setzen Sie die Lippen dicht um den Mund des Kindes auf.

3 Blasen Sie eine Sekunde lang gleichmäßig Luft ein, sodass sich der Brustkorb des Kindes sichtbar hebt. Holen Sie erneut Luft, und verabreichen Sie insgesamt fünf Atemspenden.

3.3.2 Atemspende bei Kindern

So machen Sie's richtig

- Der Kopf/Hals des Kindes wird leicht nackenwärts gebeugt, das Kinn angehoben um die Atemwege frei zu machen.
- Halten Sie die Nase zu und beatmen Sie behutsam eine Sekunde lang über den Mund.
- Beachten Sie, dass das Lungenvolumen eines Kindes viel geringer als das eines Erwachsenen ist. Daher müssen Sie das Beatmungsvolumen dem Lungenvolumen des Kindes anpassen. Wenn sich der Brustkorb sichtbar hebt und senkt, beatmen Sie erfolgreich. Verabreichen Sie fünf Atemspenden, kontrollieren Sie anschließend erneut die Atmung.
- Bei ausbleibendem Erfolg – es sind keine Bewegungen des Brustkorbs erkennbar – korrigieren Sie die Kopflage, damit die Atemwege frei sind. Führt auch dies nicht zum Erfolg, kontrollieren Sie erneut, ob sichtbare Fremdkörper zu entfernen sind. Unternehmen Sie max. fünf Beatmungsversuche.
- Setzt die Eigenatmung wieder ein, bringen Sie das Kind in die stabile Seitenlage. Bei anhaltend fehlenden Lebenszeichen liegt ein Kreislaufstillstand vor und Sie müssen die Wiederbelebung durchführen (Herzdruckmassage und Atemspende im Wechsel, s. S. 46–52).

3.3.3 Atemspende bei Säuglingen

Säuglinge und Kleinkinder legen Sie zur Beatmung auf eine harte Unterlage (z. B. auf einen Tisch), sodass Sie den Kopf des Kindes mit Ihrer Hand halten können.

So machen Sie's richtig

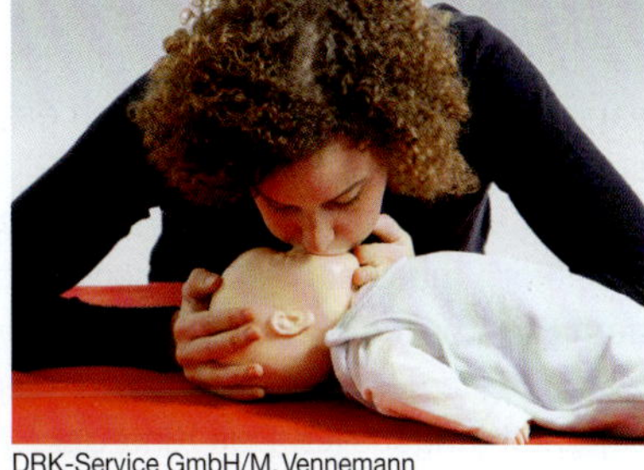
DRK-Service GmbH/M. Vennemann

- Halten Sie den Kopf durch Anfassen an Stirn und Kinn in (waagerechter) **Neutralposition**, heben Sie das Kinn an und öffnen Sie den Mund des Säuglings.
- Atmen Sie normal ein, setzen Sie Ihren Mund über Mund und Nase des Säuglings und beatmen Sie ihn fünfmal.
- Blasen Sie eine Sekunde lang behutsam und gleichmäßig Luft ein, bis sich der Brustkorb sichtbar hebt.
- Die weiteren Schritte erfolgen wie bei der Atemspende bei Kindern.

3.4 Herz- und Kreislaufstörungen

Das Herz-Kreislauf-System

Das Herz, die Blutgefäße und das Blut bilden das Kreislaufsystem. Ein Herz-Kreislauf-Stillstand hat bei Kindern selten kardiale (vom Herz ausgehende) Ursachen. Im Regelfall tritt das Herz-Kreislauf-Versagen als Folge einer Atemstörung ein. Daher spricht man in diesen Fällen auch vom Atem-Kreislauf-Stillstand. Das dabei vorliegende Kreislaufversagen resultiert meist aus einer nachlassenden Herztätigkeit, in deren Folge ein Herzstillstand eintritt. Häufige Ursachen für Atemstörungen werden auf Seite 54–61 beschrieben.

3.4.1 Wiederbelebung

Bei der Wiederbelebung wird das Herz zwischen Brustbein und Wirbelsäule zusammengedrückt. Durch diese Kompression und die im Wechsel stattfindende Beatmung wird der Blutkreislauf und damit die Sauerstoffversorgung des Körpers aufrechterhalten, insbesondere des Gehirns. Der Brustkorb muss so weit frei gemacht werden, dass der Druckbereich auf dem Brustbein sicher aufgesucht werden kann und ein Abweichen davon während der Herzmassage vermieden wird. Unnötiges Entkleiden ist ein Unterkühlungsrisiko. Das Kind/der Säugling muss auf eine harte Unterlage gelegt werden.

Bei Säuglingen und Kindern ist die Wiederbelebung den körperlichen Proportionen, der Konstitution und der Entwicklung entsprechend anzupassen. So wird die Druckmassage bei Kindern mit dem Ballen einer Hand bzw. zwei Händen durchgeführt. Bei Säuglingen hingegen erfolgt die Herzdruckmassage mit zwei Fingerkuppen einer Hand.

Die Defibrillation ist bei Kindern eine sehr selten erforderliche Maßnahme, kann jedoch bei Kindern über einem Jahr sicher angewendet werden. Hierzu bieten Hersteller spezielle Klebeelektroden für Kinder an.

So machen Sie's richtig

- Wenn Sie nach den ersten fünf Atemspenden (s. S. 44 f.) keine normale Atmung (Atemkontrolle s. S. 36 f.) und keine Lebenszeichen erkennen, müssen Sie sofort mit der Wiederbelebung (Herzdruckmassage und Atemspende im Wechsel) beginnen.

- Sind Sie **zu zweit**, sollte ein Helfer sofort den **Notruf 112 veranlassen/Rettungsdienst alarmieren** und – soweit vorhanden – einen **AED (Automatisierter Externer Defibrillator)** holen, sofern das Kind über ein Jahr alt ist, während der zweite Helfer mit den Wiederbelebungsmaßnahmen beginnt.

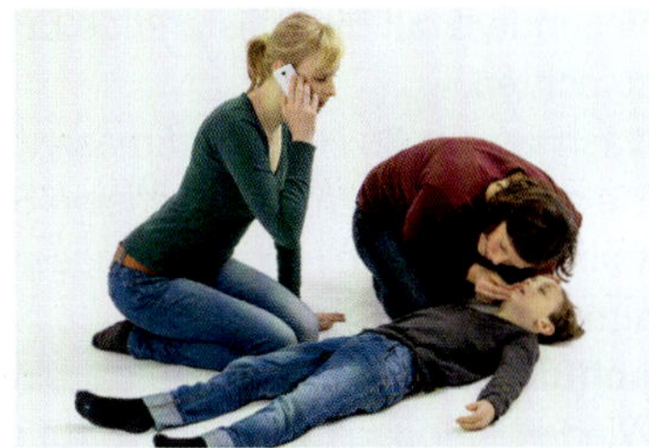
DRK-Service GmbH/J. F. Müller

- Sind Sie **alleine**, müssen Sie zunächst eine Minute wiederbeleben und erst dann den Rettungsdienst (Notruf 112) alarmieren. Setzen Sie anschließend unverzüglich die Wiederbelebung fort.
- Machen Sie den Brustkorb frei und **suchen Sie den Druckbereich** für die Herzdruckmassage auf. Dieser befindet sich im unteren Drittel des Brustbeins (Mitte des Brustkorbes).
- Setzen Sie einen oder ggf. zwei Handballen dort auf und drücken Sie den Brustkorb ca. ein Drittel tief (ca. 5 cm) 30-mal senkrecht mit ausgestreckten Armen in Richtung Wirbelsäule.
- Führen Sie die **Herzdruckmassage mit einer Frequenz von 100–120 pro Minute** durch: bei Kindern mit einer oder zwei Händen, bei Säuglingen mit zwei Fingern. Die Drucktiefe soll ca. ein Drittel des Brustkorbdurchmessers betragen, Druck und Entlastungsdauer sollten gleich sein.

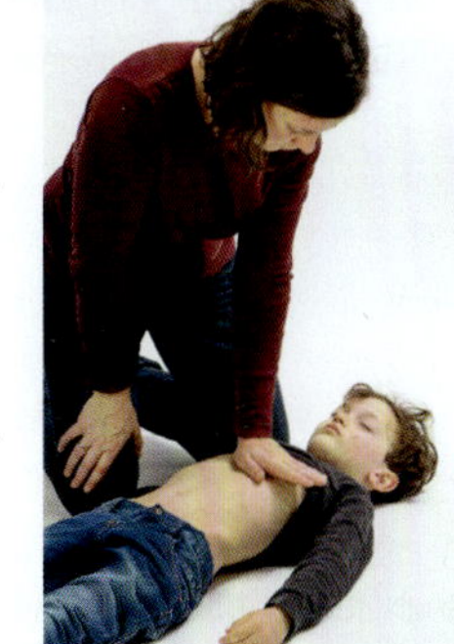
DRK-Service GmbH/J. F. Müller

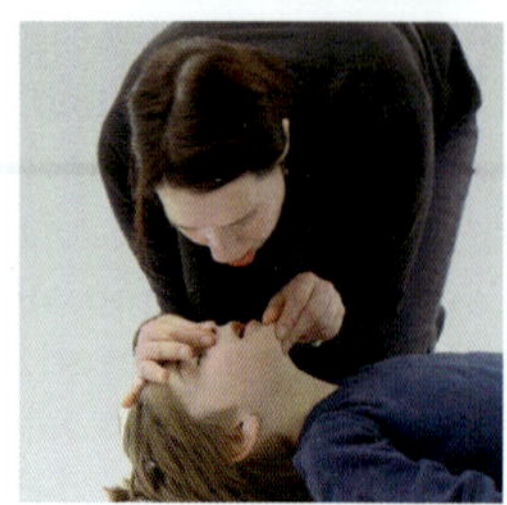
DRK-Service GmbH/M. Vennemann

Besonders auf die vollständige Entlastung ist zu achten.

- Nach jeweils 30 Herzdruckmassagen müssen Sie zweimal beatmen. Wechseln Sie möglichst schnell zwischen Herzdruckmassage und Beatmungen.
- **Achtung:** Spätestens nach ca. einer Minute Wiederbelebung muss ein Notruf erfolgen (wenn ein Helfer alleine ist und nicht bereits ein zweiter Helfer angerufen hat).
- Ist ein AED einsatzbereit, kann er bei Kindern ab acht Jahren entsprechend den Geräteanweisungen eingesetzt werden. Bei Kindern zwischen einem und acht Jahren sind ggf. spezielle Elektroden notwendig bzw. besondere Einstellungen am Gerät vorzunehmen.
- Danach erfolgen Wiederbelebungsmaßnahmen und ggf. Defibrillationen in regelmäßigem Wechsel (entsprechend den Geräteansagen), bis das Kind dem Rettungsdienst übergeben werden kann.

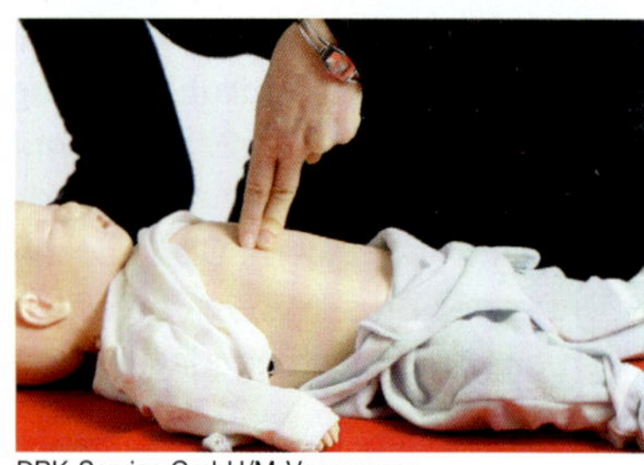
DRK-Service GmbH/M. Vennemann

Bei Säuglingen findet man den Druckpunkt auch unmittelbar unterhalb einer gedachten Linie zwischen beiden Brustwarzen auf dem Brustbein!

Hinweis
Ist eine Atemspende trotz korrekter Kopflage bzw. dem Entfernen eventueller Fremdkörper nicht möglich, führen Sie ausschließlich die Herzdruckmassage mit einer Frequenz von 100–120 pro Minute bis zur Übergabe an den Rettungsdienst durch.

Durchführung der Wiederbelebung durch zwei Helfer

Sind zwei oder mehr Helfer vor Ort, können die Aufgaben verteilt werden. Bei der Wiederbelebung sollten sich die Helfer nach ca. zwei Minuten abwechseln, um Ermüdung zu vermeiden. Durch den Helferwechsel darf die Wiederbelebung aber nicht lange unterbrochen werden. Weitere Helfer können den Rettungsdienst empfangen und einweisen.

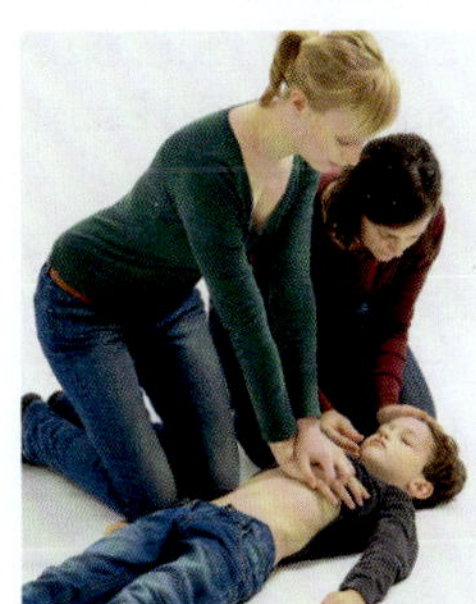
DRK-Service GmbH/J. F. Müller

3.4.2 Wiederbelebung eines Erwachsenen

Atemkontrolle durchführen

- Bei bewusstlosen Personen müssen Sie unverzüglich die Atmung überprüfen. Drehen Sie den Betroffenen auf den Rücken, falls dies noch nicht geschehen ist.
- Legen Sie eine Hand an die Stirn des Bewusstlosen und die andere unter das Kinn, der Daumen liegt dabei in der Kinnmulde, die anderen Finger an der Kinnunterseite. Neigen Sie den Kopf des Betroffenen vorsichtig nach hinten (Überstrecken des Halses), heben Sie gleichzeitig

das Kinn und ziehen Sie es nach vorn, um so die Atemwege freizumachen.

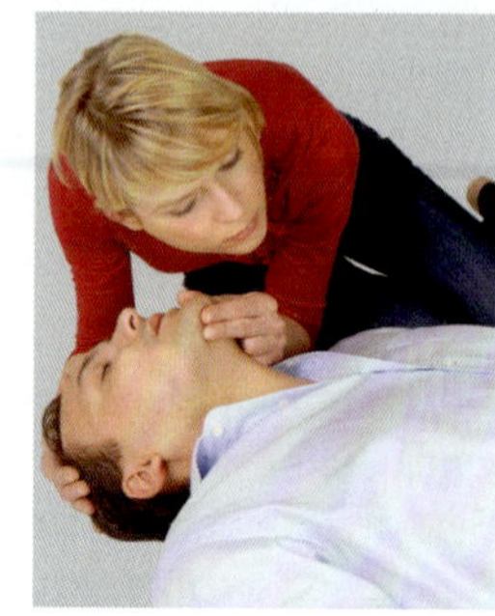
DRK e. V./S. Schleicher

- Wenn Sie Wange und Ohr dicht über Mund und Nase des Betroffenen halten, können Sie den Luftstrom der Atmung spüren und hören, ob Atemgeräusche vorhanden sind. Dabei blicken Sie zum Brustkorb und sehen, wie sich Brust und Bauch beim Atmen heben und senken.
- Die Atemkontrolle sollte nicht länger als 10 Sekunden dauern.
- Ist keine (normale) Atmung erkennbar, veran lassen Sie den Notruf, lassen Sie einen Defibrillator zum Patienten holen und beginnen Sie unverzüglich mit der Herzdruckmassage.

Herzdruckmassage

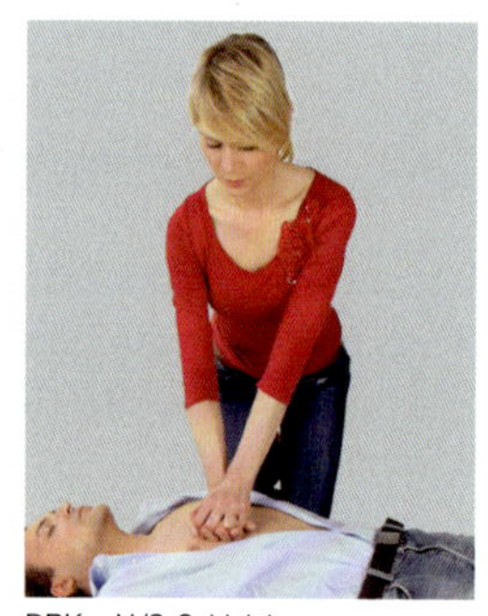
DRK e. V./S. Schleicher

- Der Betroffene soll auf dem Rücken und auf einem harten Untergrund liegen.
- Knien Sie seitlich und möglichst nahe in Höhe des Brustkorbes, machen Sie den Brustkorb frei und suchen Sie den Druckbereich auf. Dieser befindet sich auf der Mitte des Brustkorbes, also auf dem unteren Drittel des Brustbeines.
- Hier setzen Sie einen Handballen auf, platzieren auf dem Handrücken den Ballen der anderen Hand und verschränken die Finger. Mit durchgestreckten Armen werden nun 30

Herzdruckmassagen durchgeführt, bei denen das Brustbein mit einer Frequenz von ca. 100 bis max. 120 Kompressionen pro Minute mindestens 5 bis maximal 6 cm tief eingedrückt wird.

- Entlasten Sie das Brustbein anschließend vollständig, wobei Druck- und Entlastungsphase gleich lang sind und der Handballen auch während der Entlastung immer den Kontakt zum Brustbein behält.

Kombinieren Sie jeweils 30 Druckmassagen mit je 2 Beatmungen im Wechsel.

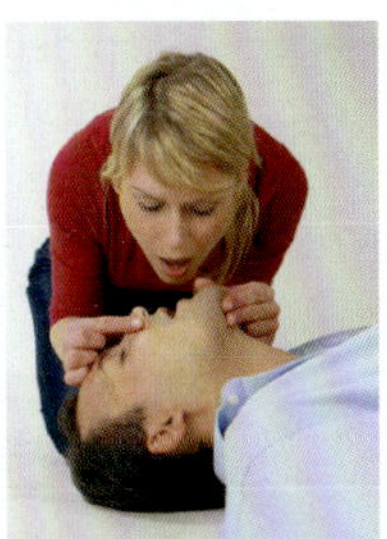

DRK e. V./S. Schleicher

Beatmung

- Öffnen Sie dazu die Atemwege, indem Sie den Kopf des Betroffenen vorsichtig nach hinten neigen und dabei gleichzeitig das Kinn anheben und vorziehen. Nun verschließen Sie mit dem Daumen und Zeigefinger der an der Stirn liegenden Hand den weichen Teil der Nase.
- Öffnen Sie den Mund, atmen Sie normal ein und legen Sie Ihre Lippen dicht um den Mund des Betroffenen. Blasen Sie eine Sekunde lang gleichmäßig Luft in den Mundraum, richten Sie dabei den Blick auf den Brustkorb des Betroffenen und kontrollieren Sie, dass dieser sich hebt. Atmen Sie erneut ein, ohne dabei die Kopflage des Betroffenen zu verändern, und prüfen Sie nun, ob der Brustkorb sich wieder senkt. Beatmen Sie den Betroffenen ein zweites Mal.

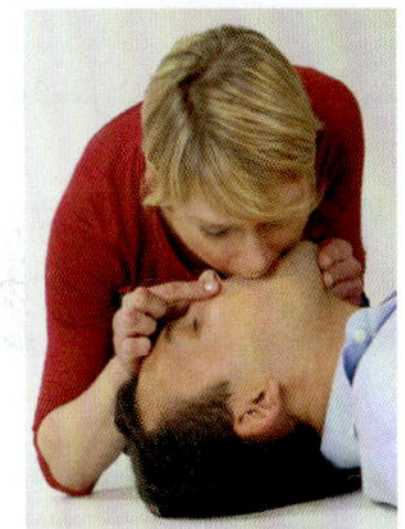

DRK e. V./S. Schleicher

- Führen Sie im Anschluss weiterhin jeweils 30 Herzdruckmassagen im Wechsel mit 2 Atemspenden durch, bis ein Defibrillator (AED) zur Verfügung steht bzw. der Rettungsdienst eintrifft.

Sind zwei oder mehr Helfer vor Ort, sollten sich diese nach ca. zwei Minuten abwechseln, um Ermüdung zu vermeiden. Durch den Helferwechsel darf die Wiederbelebung aber nicht lange unterbrochen werden. Weitere Helfer können den Betroffenen vor Blicken abschirmen sowie den Rettungsdienst empfangen und einweisen.

!

Beachten Sie
Hebt sich bei der ersten Atemspende der Brustkorb des Betroffenen nicht, wie bei normaler Atmung üblich, korrigieren Sie die Kopflage, kontrollieren Sie den Mundraum und entfernen ggf. Fremdkörper. Es erfolgen nicht mehr als zwei Beatmungsversuche. Ist eine Atemspende nicht möglich, erfolgt ausschließlich die Herzdruckmassage.

3.4.3 Wiederbelebung mit Defibrillation

AED (automatisierte externe Defibrillatoren) sind medizinische Geräte, die sich zur Behandlung eines Kreislaufstillstandes besonders durch Laienhelfer eignen. Standorte von Defibrillatoren sind z. B. Flughäfen, Bahnhöfe, Betriebe, Stadien, öffentliche Einrichtungen usw. Sie sind durch ein einheitliches Hinweisschild (s. S. 53) gekennzeichnet. Über Elektroden, die auf den Brustkorb des Betroffenen geklebt werden, wird der Herzrhythmus analysiert. Mit dem Anschalten des Gerätes wird den Helfern sprachgesteuert die richtige Bedienung vorgegeben. Wenn erforderlich, wird eine

Defibrillation empfohlen, die dann durch den Helfer am Gerät ausgelöst wird. In dieser Phase darf niemand den Betroffenen berühren. Bei Kindern ist ein AED-Einsatz allerdings äußerst selten notwendig. Bei Kindern über acht Jahren kann ein „normaler" Defibrillator verwendet werden. Bei Kindern zwischen einem und acht Jahren sind, je nach Gerätetyp, ggf. spezielle Elektroden bzw. Geräte/Einstellungen erforderlich.

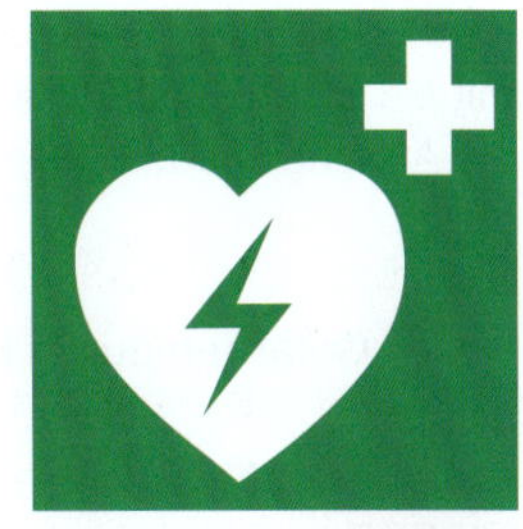

Wichtig
Besuchen Sie einen Kurs **Erste Hilfe am Kind** beim Roten Kreuz. Lernen und üben Sie richtiges Wiederbeleben an entsprechenden Übungsmodellen. Vorteilhaft ist auch, wenn die Ersthelfer zusätzlich im Umgang mit einem AED geschult sind.

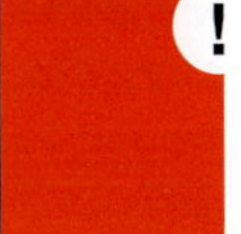

Beenden der Wiederbelebung

Eine Wiederbelebung wird bis zur Übergabe des Betroffenen an den Rettungsdienst ohne Unterbrechung durchgeführt. Auch zum Anbringen der Elektroden des Defibrillators wird die Wiederbelebung nicht unterbrochen, sofern mehrere Helfer vor Ort sind. Lediglich wenn das Defibrillationsgerät Sie auffordert, den Patienten nicht zu berühren (Diagnosephase), und beim Auslösen eines Schocks wird die Wiederbelebung kurz unterbrochen. In dieser Phase darf niemand Kontakt zum Patienten haben. Sollten aufgrund der Reanimation eine normale Atmung wieder einsetzen bzw. wieder Lebenszeichen erkennbar sein (beispielsweise Bewegungen des Kindes), was bedeutet, dass eine ausreichende Kreislauftätigkeit wieder eingesetzt hat, wird die Wiederbelebung zunächst eingestellt. Das

Kind wird in die stabile Seitenlage gebracht und ständig beobachtet. Damit ein erneuter Atem-/Kreislaufstillstand sofort erkannt wird, müssen Sie die Atmung wiederholt in kurzen Abständen prüfen.

3.5 Gefahren durch Ersticken

Kleine Kinder entdecken ihre Umwelt auch, indem sie Gegenstände – häufig Spielzeug – in den Mund stecken. Die Gegenstände können dann verschluckt werden und in der Luft- oder Speiseröhre stecken bleiben. Manchmal verschlucken sich Kinder auch beim Essen. Schwellungen im Mund-Rachen-Raum, z. B. durch Insektenstiche und Beinahe-Ertrinken, bergen ebenfalls die Gefahr des Erstickens. Auch die Zunge kann bei Bewusstlosigkeit die Atemwege verlegen und zum Ersticken führen. Manchmal befördert ein starker Hustenstoß den Fremdkörper wieder heraus. Schnelles Handeln der Ersthelfer ist oft lebensrettend.

> **!**
>
> **Beachten Sie**
> Auch wenn ein Fremdkörper in der Speiseröhre keine ernsten Beschwerden verursacht, sondern nur ein unangenehmes Gefühl, sollten Sie mit dem Kind einen Arzt aufsuchen, um Schäden zu vermeiden.

3.5.1 Maßnahmen bei Fremdkörpern in Luft- und Speiseröhre

- Ein in der Luftröhre steckender Fremdkörper verursacht je nach Schwere Hustenreiz, pfeifende Atemgeräusche, das Fehlen jeglichen Atemstoßes (ggf. noch vorhandene Brustkorbbewegungen) sowie die Unfähigkeit zu sprechen. Das Kind ist dabei blaurot im Gesicht und versucht erfolglos zu atmen.

- Bei Fremdkörpern in der Speiseröhre treten Schluckbeschwerden oder Brechreiz auf. Durch die flexible Rückwand der Luftröhre können Fremdkörper in der Speiseröhre auch die Luftröhre einengen. So kann ebenfalls akute Erstickungsgefahr bestehen.
- Sollte ein großer Fremdkörper in der Mundhöhle gut sichtbar sein, kann versucht werden, ihn mit den Fingern herauszuholen. Einen nicht sichtbaren Fremdkörper zu entfernen, muss unterbleiben.

So machen Sie's richtig

- Kann das Kind atmen und sprechen, fordern Sie es auf (weiter) zu husten, um den Fremdkörper nach außen zu befördern.
- Bei ausbleibendem Erfolg geben Sie **Kindern** und Jugendlichen bei vornübergebeugtem Oberkörper mit der flachen Hand nicht zu kräftige Schläge zwischen die Schulterblätter. So bewirken Sie einen heftigen Hustenstoß, der den Fremdkörper herausbefördert.
- **Säuglinge und Kleinkinder** nehmen Sie dazu auf den Arm und halten den Kopf bzw. legen sie dazu mit vornübergebeugtem Oberkörper über die Knie.

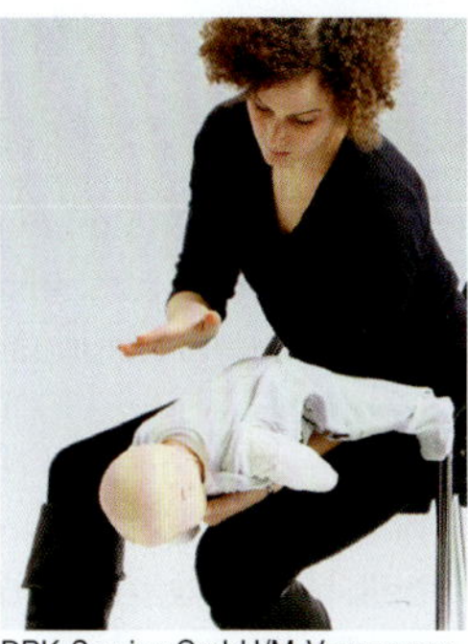

DRK-Service GmbH/M. Vennemann

Wichtig

Säuglinge und Kleinkinder dürfen Sie nicht an den Beinen hochziehen und auf den Rücken schlagen!

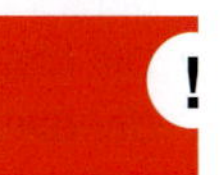

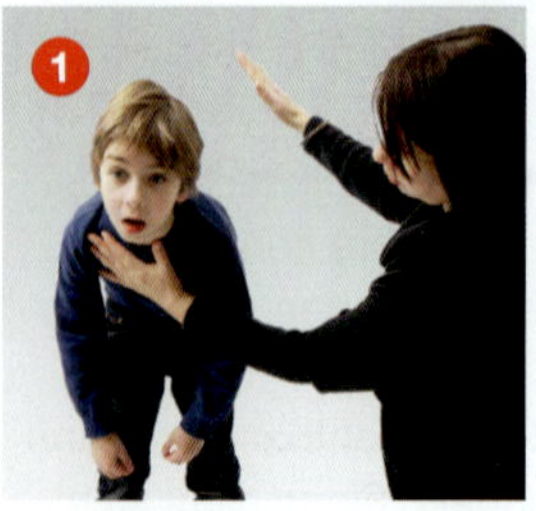

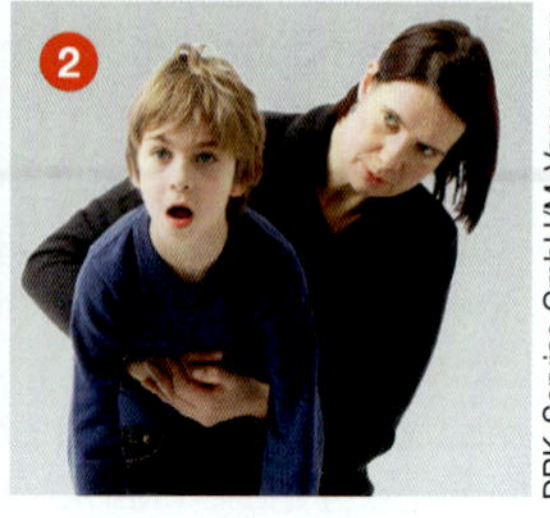

DRK-Service GmbH/M. Vennemann

1 Kinder und Jugendliche können sich im Stehen oder Sitzen nach vorn beugen, halten Sie den Oberkörper unterstützend fest.

2 Bei ausbleibendem Erfolg führen Sie beim Kind bis zu fünf Oberbauchkompressionen durch und prüfen regelmäßig, ob sich der Fremdkörper gelöst hat.

- Prüfen Sie regelmäßig, ob sich der Fremdkörper gelöst hat.
- Bei weiterhin ausbleibendem Erfolg: Notruf 112/Alarmieren Sie unverzüglich den Rettungsdienst.
- Führen Sie bis zu fünf Oberbauchkompressionen durch und prüfen Sie regelmäßig, ob sich der Fremdkörper gelöst hat. Stellen Sie sich dazu hinter das Kind, legen Sie eine Faust in den Oberbauchbereich unterhalb des Brustbeins und drücken Sie bis zu fünfmal ruckartig kräftig nach hinten oben.
- Bei **Säuglingen** werden Thoraxkompressionen ähnlich wie die Herzdruckmassage durchgeführt, erfolgen jedoch ruckartiger und mit geringerer Frequenz (s. S. 47 f.).
- Die Maßnahmen werden so lange im Wechsel durchgeführt, bis entweder die Atemwege frei sind oder der Notarzt bzw. Rettungsdienst eintrifft.

- Bei eintretender Bewusstlosigkeit muss mit Wiederbelebungsmaßnahmen begonnen werden (s. S. 46 ff.).

3.5.2 Maßnahmen bei Insektenstichen im Mund-Rachen-Raum

Beim Trinken aus Dosen und Flaschen und beim Essen von süßen und salzigen (!) Speisen können Insekten versehentlich in die Mundhöhle geraten und zustechen. Durch das Insektengift kommt es zum Anschwellen der Schleimhäute im Mund-Rachen-Raum oder auch zum Anschwellen der Zunge. Dadurch werden die Atemwege eingeengt. Das Kind kann ersticken. Neben dem Anschwellen der Atemwege kann ein Insektenstich eine schwere allergische Reaktion auslösen.

So machen Sie's richtig

- Notruf 112/Alarmieren Sie den Rettungsdienst.
- Lebensrettende Hilfe kann das Kühlen mit Eis bringen. Wenn das Kind noch schlucken kann, lassen Sie es Speiseeis oder Eiswürfel lutschen und kühlen Sie den Hals mit einem Eisbeutel oder mit kalten Umschlägen von außen.
- Bei eintretender Bewusstlosigkeit müssen Sie das Kind in die stabile Seitenlage bringen.
- Sollte ein Atem- oder Kreislaufstillstand eintreten, müssen Sie bis zum Eintreffen des Rettungsdienstes mit den Wiederbelebungsmaßnahmen beginnen (s. S. 46–52).

3.5.3 „Beinahe-Ertrinken“

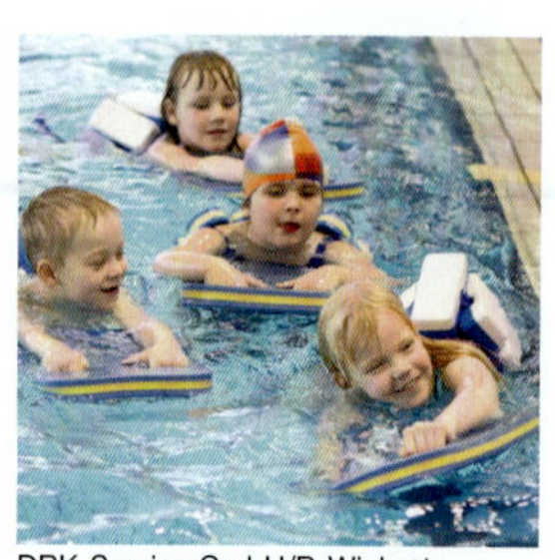
DRK-Service GmbH/R. Wichert

Ertrinkungsunfälle gehören zu den häufigsten Todesfällen bei Kleinkindern, und immer noch geraten Kinder in nicht ausreichend gesicherten Gartenteichen in Lebensgefahr. Sorgen Sie dafür, dass ihr Kind bereits frühzeitig das Schwimmen erlernt. Kleine Kinder können auch in wenig Wasser, selbst in Pfützen, ertrinken. Beaufsichtigen Sie vor allem Kleinkinder beim Baden, auch in der Badewanne.

Entgegen der allgemeinen Meinung muss bei einem aus dem Wasser geretteten Kind nicht zunächst die Lunge ausgepumpt werden. Bemühungen dieser Art würden den Beginn der notwendigen Wiederbelebungsmaßnahmen nur unnötig verzögern, mit denen sofort nach der Rettung eines leblosen Kindes aus dem Wasser begonnen werden muss.

So machen Sie's richtig

- Notruf 112/Alarmieren Sie schnellstens den Rettungsdienst.
- Sofort nach der Rettung aus dem Wasser müssen Sie die Atemwege inspizieren und ggf. frei machen. Orientieren Sie sich hierbei an der Vorgehensweise, wie sie auf S. 54 ff. beschrieben ist.
- Überprüfen Sie die Atmung. Wenn keine oder keine normale Atmung vorhanden ist, beatmen Sie das Kind fünfmal. Kontrollieren Sie erneut die Atmung und leiten Sie ggf. Wiederbelebungsmaßnahmen (zur Wiederbelebung s. S. 46–52) ein.

- In kaltem Wasser unterkühlen die Kinder gleichzeitig. Dies verbessert zwar die Chancen der Wiederbelebung, muss aber im Rahmen der Ersten Hilfe (Wärmeerhalt/Zudecken) beachtet werden (s. S. 118 ff.).

3.5.4 Pseudokrupp

Bei Pseudokrupp handelt es sich meist um eine allmählich beginnende virale Infektion, die zu Entzündungen der Schleimhäute im Bereich des Kehlkopfes und der Stimmbänder führt. Durch das Anschwellen der Schleimhäute kommt es zu Behinderungen der Atmung.
Symptome: Pseudokrupp tritt häufig nachts und ohne starkes Fieber in unterschiedlicher Intensität bei Kindern auf. Bei der leichten Form sind die Kinder heiser und haben einen krampfartigen, bellenden Husten mit einem ziehenden Geräusch beim Ein- und Ausatmen. Bei der schwereren (selten auftretenden) Form tritt zunehmend Atemnot mit Zyanose (Blaufärbung im Gesicht) und Erstickungsanfällen auf.

> **Wichtig** !
> Auch wenn sich der Zustand des Kindes nach dem Pseudokruppanfall bessert, muss es sofort einem Arzt vorgestellt werden.

Maßnahmen bei Pseudokrupp

Besonders wichtig sind Betreuung und Zuwendung. Bleiben Sie bei einem Pseudokruppanfall ruhig und versuchen Sie vor allem, das Kind zu beruhigen. Bringen Sie es in eine atemerleichternde Sitzhaltung. Kleine Kinder können Sie auf den Arm nehmen und mit ihnen an die frische Luft

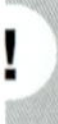

Hinweis
Beruhigen Sie Ihr Kind, wenn es Atemnot hat. Es ist wichtig, dass Ihr Kind Ihre eigene Besorgnis nicht spürt, sonst bekommt es zusätzlich Angst. Schützen Sie Ihr Kind, indem es in einer rauchfreien Umgebung aufwachsen darf.

(Fenster öffnen oder ins Freie) gehen. Dadurch schwellen die Schleimhäute ab, das Kind kann besser atmen.

3.5.5 Epiglottitis

Epiglottitis ist eine seltene, akute bakterielle Entzündung des Kehlkopfdeckels mit starker Schwellung.
Symptome: Sie führt zunächst zu (starken) Schluckbeschwerden, rauher, „kloßiger" Stimme und steigert sich im weiteren Verlauf zu lebensbedrohlicher Atemnot. Die Kinder haben hohes Fieber und Todesangst. Im Gegensatz zum Pseudokrupp machen die Kinder einen sehr kranken Eindruck, der bellende Husten fehlt, es sind jedoch meist deutliche Atemgeräusche hörbar.

Maßnahmen bei Epiglottitis

Führen Sie bei Epiglottitis die Maßnahmen wie bei Pseudokrupp durch. Alarmieren Sie allerdings sofort den Rettungsdienst (Notruf 112). Die Epiglottitis bedarf immer einer stationären Krankenhausbehandlung. Bei Atem- oder Kreislaufstillstand müssen Sie das Kind wiederbeleben (s. S. 46–52).

3.5.6 Asthma bronchiale

Asthma bronchiale ist eine Erkrankung, die nicht nur Erwachsene betrifft, sondern häufig auch Kinder. Dabei kommt es in den Atemwegen zu einer plötzlichen Verkrampfung der feinen Bronchiolen bzw. zur Bildung von zähem, trockenem Schleim. Die Ursachen können sehr vielfältig sein: erbliche Komponenten, Atemwegsinfekte, Allergien, chemische und physikalische Reize, hormonelle Einflüsse oder psychische Faktoren.
Symptome: Asthma bronchiale erkennen Sie an der Luftnot, am schweren Ein- und Ausatmen mit pfeifenden Geräuschen. Die Kinder sitzen aufrecht, ringen nach Luft, haben Angst und sind unruhig; manchmal husten sie zähen Schleim aus. Es entsteht eine Überblähung der Lunge mit Sauerstoffmangel. Bei lang anhaltender Asthmaattacke (länger als 15 Minuten andauernd) wird zunehmend das Herz belastet. Daher sollte bei Atemnot ein Arzt aufgesucht und ggf. der Notarzt alarmiert werden.

Maßnahmen bei Asthma bronchiale

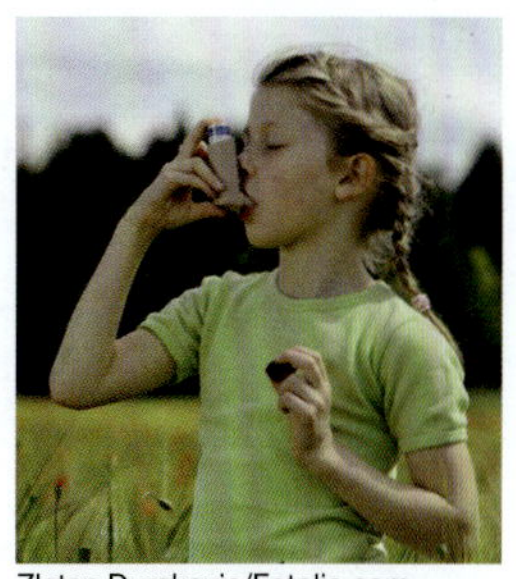
Zlatan Durakovic/Fotolia.com

Sie müssen das Kind beruhigen und auffordern, ruhig zu atmen, vor allem möglichst tief auszuatmen. Die Lagerung erfolgt mit aufrechtem Oberkörper. Öffnen Sie Fenster und beengende Kleidung. Wenn vorhanden, können ärztlich verordneten Dosieraerosole zur Inhalation angewendet werden; sie erweitern die Bronchien. Später erfolgt die Gabe von schleimlösenden Mitteln und anderen Bronchialmedikamenten oder auch von antiallergischen Mitteln. Bei manchen Kindern klingen die Beschwerden mit der Pubertät ab, können aber im Erwachsenenalter wieder auftreten.

3.6 Plötzlicher Kindstod

Viel zu häufig kommt es zu diesem traurigen Ereignis. Eigentlich konnte in den Industrieländern die Säuglingssterblichkeit immer weiter zurückgedrängt werden. Verbesserungen der Hygiene und medizinischer Fortschritt haben dazu beigetragen.
Dennoch konnten nicht alle Gefahren, die das Leben von Säuglingen bedrohen, endgültig erforscht und beseitigt werden. Eine dieser Gefahren ist der plötzliche Kindstod (SIDS = Sudden Infant Death Syndrome). Er zählt heute zu den häufigsten Todesursachen im ersten Lebensjahr. Die Eltern trifft dieses Unglück immer plötzlich und vollkommen unvorbereitet, denn der plötzliche Kindstod kündigt sich nicht an. In der Schlafphase des Säuglings treten plötzlich Atem- und Herz-Kreislauf-Stillstand ein.
Die Ursache ist bisher noch nicht restlos geklärt: Virusinfekt? Unreife Lunge? Noch nicht ausgereifte Steuerungszentren im Gehirn? Wärmestau im Körper? Auch ein Zusammenhang mit der Lage des Kindes im Bett wird erörtert.

!

Auch die Eltern brauchen Hilfe
Für Eltern und Geschwister ist der plötzliche Tod des Kindes schwer zu verkraften. Sie brauchen meist Unterstützung, um etwaige Schuldgefühle zu überwinden. Hierzu sind eine psychotherapeutisch Betreuung und/oder die Teilnahme an Selbsthilfegruppen sinnvoll.

Vorsichtsmaßnahmen gegen plötzlichen Kindstod

Es wird abgeraten, Säuglinge auf den Bauch zu legen oder mit allzu weichen, großen Kopfkissen zu umgeben und sie zu warm zuzudecken. Insbesondere das Rauchen im Umfeld der Kinder ist schädlich, da Nikotin die Gefäße verengt und damit die Wärmeregulierung empfindlich stört. Besonders gefährdet sind Kinder mit bestehenden Atemwegs- oder Herzkrankheiten.

Es gelingt immer besser, **Risikokinder** zu erfassen. Die Eltern werden dann entsprechend informiert und für den Notfall vorbereitet. Neben der erhöhten Wachsamkeit der Eltern können Geräte eingesetzt werden, die die Atmung des Kindes überwachen und bei einem Atemstillstand Alarm geben. Durch sofortige Wiederbelebung kann das Kind gerettet werden. Eltern sollten diese Maßnahmen in einem Kurs erlernen.

3.7 Bauchverletzungen

Bauchverletzungen und Blutungen in der Bauchhöhle treten meist nach Unfällen mit Gewalteinwirkung auf Bauch oder Rücken auf. Bei Kindern sind dies z. B. schwere Stürze mit dem Fahrrad oder Unfälle im Straßenverkehr. Dabei können Organe, wie z. B. Leber, Milz, Magen, Darm, Blase usw., aber auch große Blutgefäße verletzt werden und in die Bauchhöhle bluten. Solche Blutungen sind besonders bedrohlich, da sie nicht gleich erkennbar sind und die Blutung nicht gestillt werden kann. Manchmal ergibt sich aus der Unfallsituation ein Anhaltspunkt für eine Bauchverletzung.

- Äußere Anzeichen wie Prellungen an Bauch oder Rücken, verbunden mit einem sich ständig verschlechternden Allgemeinzustand, lassen eine Bauchverletzung vermuten.
- Es entwickelt sich ein Schock (s. S. 66–69).

- Das Kind hat Bauchschmerzen und oft eine schmerzhaft gespannte Bauchdecke. Es winkelt die Beine meist auf der Seite liegend an (Schonhaltung).
- Es besteht Lebensgefahr. Das Kind kann verbluten bzw. an den Folgen des Schocks sterben (s. S. 66 ff.).

3.7.1 Maßnahmen bei Bauchverletzungen

So machen Sie's richtig

- Notruf 112/Alarmieren Sie sofort den Rettungsdienst. Das betroffene Kind muss schnellstens in eine Klinik gebracht werden.
- Liegt eine **offene Bauchwunde** vor, müssen Sie diese zunächst **mit möglichst keimfreiem Verbandmaterial** bedecken.
- Oft nehmen die Kinder von sich aus eine **zusammengekrümmte seitliche Lage** ein. Belassen und unterstützen Sie das verletzte Kind in diesem Fall in seiner Lage.
- Liegt das Kind **auf dem Rücken**, sollten Sie diese Lagerung unterstützen, indem Sie seine Beine bequem anwinkeln und **die Füße abstützen** (bspw. mit einer Tasche, einem Koffer). Unterpolstern Sie, wenn vom Kind geduldet, die Knie mit einer Knierolle (aus Decken oder Kleidungsstücken). Die Bauchdecke wird dadurch entspannt und die Schmerzen werden gelindert.
- Decken Sie das Kind zu, beobachten, trösten und betreuen Sie es liebevoll, bis der Rettungsdienst kommt.
- Das Kind darf nichts zu Essen oder Trinken bekommen.

3.8 Brustkorbverletzungen

Ein harter Aufprall des Oberkörpers (z. B. bei einem Verkehrsunfall oder bei einem Sturz) kann zu Brustkorbverletzungen und Rippenbrüchen führen. Wird zudem das Brustfell derart verletzt, dass Luft in den Brustraum dringt oder ist gar die Lunge beschädigt, besteht Lebensgefahr.

- Neben Prellungen oder gar einer offenen Wunde im oder am Brustkorb ist die zunehmende Atemnot des Kindes nicht zu übersehen.
- Das Kind wird bläulich blass und versucht sich aufzurichten, um besser atmen zu können. Es hat Todesangst.
- Wenn die Lunge verletzt ist, kann unter Umständen schaumiges Blut ausgehustet werden. Es besteht dann Lebensgefahr.

Verboten
Bei allen akut lebensbedrohlichen Zuständen im Brust- und Bauchraum besteht striktes Verbot von Essen und Trinken. !

3.8.1 Maßnahmen bei Brustkorbverletzungen

So machen Sie's richtig

- Notruf 112/Alarmieren Sie sofort den Rettungsdienst.
- Lagern Sie das Kind halb sitzend, sodass es sich anlehnen und mit den Armen nach hinten abstützen kann. Dadurch wird sein Schultergürtel angehoben und die Atmung erleichtert.
- Die Brustkorbwunde versorgen Sie, indem Sie Wundauflagen mit der Hand auf die Wunde aufbringen und bis zum Eintreffen des Rettungsdienstes festhalten.

- Fremdkörper sollten auf jeden Fall umpolstert und in der Wunde belassen bleiben (s. S. 95, Fremdkörper in Wunden)!
- Decken Sie das Kind zu und beruhigen und betreuen Sie es, bis der Rettungsdienst eintrifft.
- Wenn Sie ein verletztes oder krankes Kind mit Atemnot verlagern müssen, um es z. B. irgendwo bequem an eine Wand zu lehnen, darf dabei der Brustkorb nicht umfasst werden. Vielmehr muss das verletzte Kind möglichst von zwei Helfern unter den Achselhöhlen angehoben und vorsichtig weggezogen oder weggetragen werden.

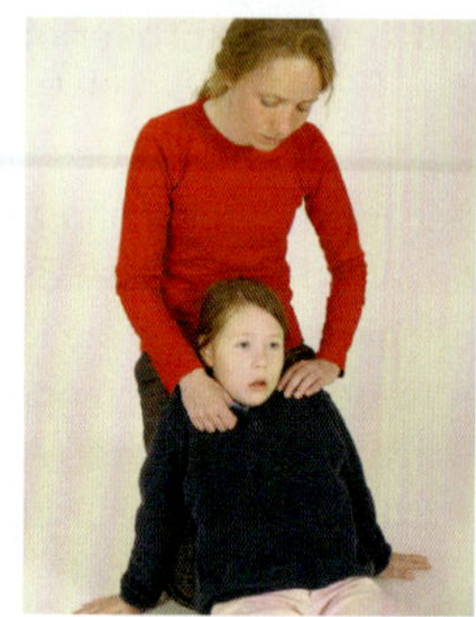
DRK e. V./S. Schleicher

3.9 Schock

Unabhängig von den Ursachen beruht ein Schock immer auf einem Missverhältnis zwischen erforderlicher und tatsächlicher Blutversorgung des Körpers. Die damit verbundene Senkung des Blutdrucks führt zu einer unzureichenden Versorgung und Entsorgung der Körperzellen (vor allem mit Sauerstoff) und damit zu bedrohlichen Stoffwechselstörungen. Dies wiederum hat zur Folge, dass sich der Allgemeinzustand des Betroffenen mit zunehmender Dauer des Schocks immer rasanter verschlechtert. Oft wird das Leben von Unfallverletzten nicht durch die Verletzung selbst, z. B. einen Knochenbruch, sondern durch den dadurch ausgelösten Schock gefährdet.

Welche Ursachen führen zum Schock?

- Größerer Blutverlust durch Verletzungen kann zum Schock führen.
- Gefahr droht auch bei schweren Verbrennungen und übermäßigem Flüssigkeitsverlust (Hitzekollaps, heftige Durchfälle, Erbrechen).
- Plötzliches Erschrecken, Angst, Schmerzen usw. können durch nervöse Fehlsteuerung zu einer Erweiterung der Blutgefäße führen und so einen Schock auslösen.
- Weitere, jedoch eher seltene Ursachen für einen Schock bei Kindern sind Schädigungen des Nervensystems, Vergiftungen, aber auch allergische Reaktionen des Körpers durch die Unverträglichkeit von bestimmten Substanzen, z. B. Medikamenten oder Insektengift (bei Stichen).

Wie reagiert der Körper?

Der Körper versucht, einer Verschlechterung der Durchblutung entgegenzuwirken. Dabei erhöht sich die Pulsfrequenz und der Kreislauf wird zunächst zentralisiert, sodass zuletzt nur noch die lebenswichtigen Organe (wie etwa Gehirn, Lunge und Herz) ausreichend durchblutet werden. Daraus lassen sich auch die Erkennungszeichen des Schocks ableiten.

- Durch die mangelnde Hautdurchblutung werden die Kinder sehr blass.
- Die Haut fühlt sich kalt an, ist schweißnass und das betroffene Kind friert.
- Das Kind ist anfänglich meist unruhig, nervös und hat Angst. Später hingegen wird es ruhig und teilnahmslos bis hin zur Bewusstlosigkeit.

Die Folgen: Organe, die empfindlich auf mangelnde Durchblutung reagieren, wie Nieren und Lunge, werden geschädigt (Schockniere, Schocklunge). Werden nicht rechtzeitig Gegenmaßnahmen eingeleitet, kommt es zum Kreislaufzusammenbruch, der tödlich enden kann.

3.9.1 Maßnahmen bei Schock

Auch wenn sich der Schock zunächst nicht so dramatisch und bedrohlich darstellt, befindet sich das Kind in Lebensgefahr und bedarf dringend Erster Hilfe und medizinischer Betreuung.

So machen Sie's richtig

- Notruf 112/Alarmieren Sie den Rettungsdienst.
- Da die Kinder sich absolut hilflos fühlen und daher Todesangst haben, sind Zuwendung und ständige Beobachtung und Betreuung für sie zunächst das Wichtigste.
- Ferner müssen Sie, soweit dies möglich ist, die infrage kommenden Ursachen des Schocks beseitigen, also z. B. Blutungen stillen, eine eventuelle Medikamentenzufuhr unterbrechen (bei allergischer Reaktion auf Medikamente) oder die Brandwunden des verletzten Kindes versorgen.
- Decken Sie das Kind sofort warm zu. Ideal ist die Rettungsdecke aus dem Kfz-Verbandkasten (ggf. mit Pflaster fixieren). Sie ist groß genug, um das betroffene Kind auch zum Boden hin vor dem Auskühlen zu schützen. Natürlich kann auch eine Wolldecke oder warme Kleidung verwendet werden – je nachdem, was Sie dabei haben oder vorfinden. Sie dürfen jedoch niemals aktive Wärme (Wärmflasche o. Ä.) zuführen!

!

Wichtig
Bei Kindern kann auch starker Flüssigkeitsverlust als Folge heftiger Durchfälle oder heftigen Erbrechens schnell zu einem Schock führen. Geben Sie in diesem Fall dem Kind frühzeitig ausreichend zu trinken (Mineralwasser, Tee usw.).

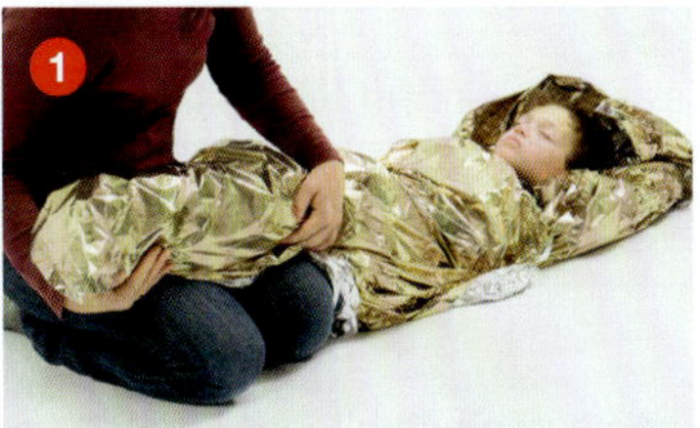

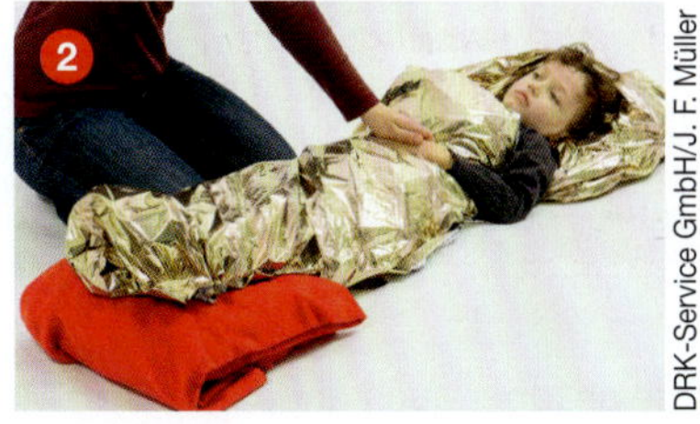

DRK-Service GmbH/J. F. Müller

1 Bei einem Schock wickeln Sie das Kind in die Rettungsdecke (oder in eine andere Decke) und lagern – falls sich keine passenden Gegenstände finden – seine Beine erhöht auf Ihrem Bein.

2 Um die Beine des Kindes erhöht zu lagern, können Sie Koffer, Einkaufstaschen o. Ä. benutzen.

- Danach lagern Sie das Kind **flach mit erhöhten Beinen**. Dies ist die den Kreislauf unterstützende **Schocklage**. Hierfür sind die Beine bequem ca. 20 bis 30 cm erhöht zu lagern.
- Bleiben Sie beim Kind, beobachten, betreuen und trösten Sie es, bis der Rettungsdienst eintrifft.

3.10 Schwere allergische Reaktion

In sehr seltenen Fällen lösen Stoffe, mit denen der Körper in Kontakt kommt bzw. die vom Körper aufgenommen werden, eine schwere allergische Reaktion aus. Ein bekanntes Beispiel dafür ist die nachfolgend beschriebene Reaktion auf die im Wespen- und Bienengift enthaltenen

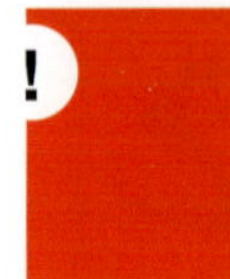

Wichtig
Ist die Ursache für den Schock eine – bei Kindern sehr seltene – Schwächung der Herztätigkeit oder ist der Schock mit schwerer Atemnot verbunden, sollte der Oberkörper des Kindes erhöht gelagert werden.

Proteine, aber auch andere, z. B. in Medikamenten enthaltenen Stoffe, können eine sehr heftige Reaktion im gesamten Körper auslösen. Dabei kommt es zur Freisetzung von Stoffen (u. a. Histamin), die den ganzen Körper überschwemmen. Diese Stoffe wiederum machen die Blutgefäßwände und Körperzellen flüssigkeitsdurchlässig.
Eine allergische Reaktion ist äußerlich und lokal an einer Quaddelbildung der Haut mit oft heftigem Juckreiz erkennbar. Viel dramatischer sind aber die Folgen im Körperinneren für den Kreislauf und die Atmung.
Allergische Reaktionen können sich sekundenschnell entwickeln, manchmal jedoch auch erst nach einer Latenzzeit bis zu 30 Minuten eintreten. Tritt z. B. nach einem Insektenstich oder nach einer Medikamentengabe bei Ihrem Kind Kribbeln im Mund, an der Zunge und den Lippen auf, bilden sich Quaddeln auf der Haut mit Juckreiz am ganzen Körper, müssen Sie mit der Entwicklung einer schweren allergischen Reaktion rechnen. Es folgen Symptome wie Erbrechen, Schock und Atemnot. Die Kinder sind sehr blass und zunächst ängstlich. Im weiteren Verlauf droht Bewusstlosigkeit.

So machen Sie's richtig

- Unterbinden Sie – wenn möglich – die Zufuhr des allergieauslösenden Stoffes, indem Sie z. B. den Stachel eines Insekts entfernen oder die Medikamentenzufuhr unterbinden.

- Notruf 112/Alarmieren Sie schnellstmöglich den Rettungsdienst. Das Kind braucht dringend ärztliche Behandlung.
- Beobachten, beruhigen und betreuen Sie das Kind und halten Sie es warm.
- Sollten Schockanzeichen erkennbar sein, lagern Sie das Kind mit erhöhten Beinen (s. S. 68 f.).
- Bei Atemnot öffnen Sie beengende Kleidung und lagern das Kind zur Atemerleichterung mit erhöhtem Oberkörper. Öffnen Sie ggf. ein Fenster.
- Manchmal sind sogar lebensrettende Maßnahmen wie die stabile Seitenlage oder gar Wiederbelebungsmaßnahmen bis zum Eintreffen des Rettungsdienstes notwendig (s. S. 37 ff. und 46–52).
- Wenn Ihr Kind schon einmal eine heftige allergische Reaktion hatte, fragen Sie Ihren Kinderarzt nach einem Notfallset, welches bei bekannten Allergien mitgeführt werden sollte.

3.11 Elektrounfälle

Kinder sind nicht in der Lage, die Gefahr, die von elektrischem Strom ausgeht, zu erkennen oder einzuschätzen. Die größte Unfallgefahr durch elektrischen Strom besteht für Kinder in den Spannungsbereichen unserer häuslichen Umgebung. Maßgeblich für einen Stromunfall ist, dass der menschliche Körper in einen Stromkreis einbezogen wird. Defekte elektrische Kleingeräte gehören – neben ungesicherten Steckdosen – mit zu den Hauptursachen von Elektrounfällen mit Kindern im Haushalt und bei der Freizeit.

Auswirkungen auf den menschlichen Körper

tankist276/Fotolia.com

- Bei geringen Stromstärken treten Beschwerden wie Atemnot, Krampfgefühl in der Brust, Angstzustände, Herzjagen, Unruhe und Schwitzen auf. Die Beschwerden bilden sich jedoch wieder zurück.
- Bei größeren Stromstärken bewirkt der hohe Hautwiderstand an Ein- und Austrittsstellen des elektrischen Stroms starke Wärmeentwicklungen. Es entstehen Verbrennungen.
- Das Herz ist durch den Wechselstrom besonders betroffen. Da es zur eigenen Tätigkeit selbst elektrische Reize bildet, kann schon eine sehr kurze Stromeinwirkung die Herztätigkeit lebensbedrohlich stören. Es entsteht dann das sogenannte Herzkammerflimmern. In diesem Zustand hat das Herz keine Pumpwirkung mehr, was gleichbedeutend mit einem Herz-Kreislauf-Stillstand ist.
- Auch das Gehirn kann in seiner Funktion erheblich gestört werden. Tiefe Bewusstlosigkeit, Krämpfe und Atemstillstand können die Folgen sein.

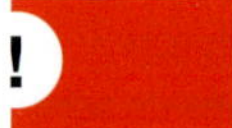

Wichtig
Sichern Sie in Haushalten mit Kleinkindern die Stromquellen (Steckdosen), z. B. durch kindersichere Abdeckungen.

3.11.1 Maßnahmen bei Elektrounfällen

So machen Sie's richtig

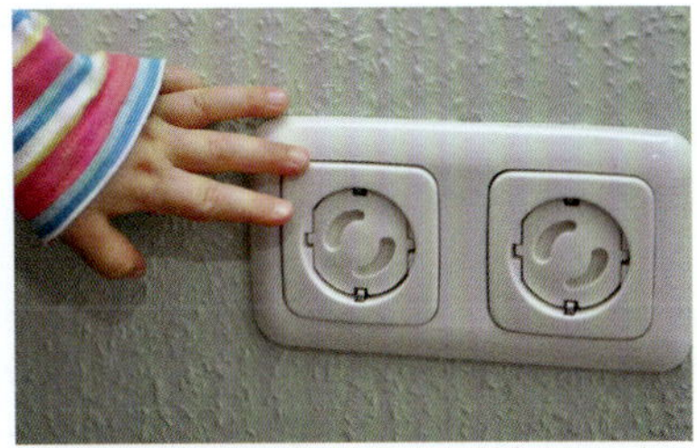
Marco 2811/Fotolia.com

- Zuallererst müssen Sie an Ihre **eigene Sicherheit** denken. Sie dürfen keinesfalls selbst in den Stromkreis des verunglückten Kindes geraten, sonst ereilt Sie das gleiche Schicksal.
- In jedem Fall müssen Sie den **Stromkreis unterbrechen**, denn solange das Kind mit der Stromquelle verbunden ist, steht es unter Strom.
- Am einfachsten erreichen Sie die Unterbrechung durch **Ziehen des Steckers** oder Ausschalten des Elektrogeräts. Ist dies nicht möglich, müssen Sie die **Hauptsicherung** (Schutzschalter) **ausschalten**.
- Gelingt die Unterbrechung des Stromkreises nicht, kann versucht werden, das Kind **von der Stromquelle wegzuziehen**. Dabei sollten Sie das Kind niemals direkt anfassen!
- Versuchen Sie, **mit isolierenden Gegenständen** wie Kleidungsstücken, Decken o. Ä. das Kind **von der Stromquelle** zu **trennen**, ohne sich dabei selbst zu gefährden.
- Besondere Vorsicht ist in Feuchträumen geboten, weil die elektrische Leitfähigkeit hier höher ist als in Räumen mit trockener Luft.
- Nach der Rettung (Entfernung aus dem Stromkreis) prüfen Sie sofort die lebenswichtigen Funktionen des verunglückten Kindes und führen die eventuell notwendigen lebensrettenden Sofortmaßnahmen wie Beatmung (s. S. 42–45), Wiederbelebung (s. S. 46–52) oder stabile Seitenlage

(s. S. 37 ff.) durch. Die lebensrettenden Maßnahmen haben Vorrang vor der Versorgung von Brandwunden.
- Notruf 112/Alarmieren Sie schnellstens den Rettungsdienst. Oder veranlassen Sie eine zweite Person, dies zu tun.

3.12 Krampfanfälle

Krampfanfälle bei Kindern können sehr unterschiedliche Ursachen haben (z. B. Fieberkrämpfe, s. S. 147). Sie wirken für den Beobachter oft bedrohlich, laufen jedoch nicht selten in schwacher Form und von der Umgebung unbemerkt ab. Lediglich die schweren, generalisierten Anfälle mit Bewusstseinsverlust werden von den Anwesenden als dramatisches Geschehen wahrgenommen. Dabei wird der Betroffene bewusstlos, die Muskulatur verkrampft sich, und es kommt zu unkontrollierten Zuckungen und Verrenkungen des Körpers. Die Verkrampfung der Kiefermuskulatur kann zum sogenannten Zungenbiss oder zu Schäden an den Zähnen führen. Auch kommt es gelegentlich zu einer unkontrollierten Entleerung von Darm und Blase.

Die Anfälle dauern selten länger als ein bis zwei Minuten. Anschließend kommen die betroffenen Kinder wieder zu Bewusstsein, fühlen sich dabei oft unwohl (z. B. wegen Kopfschmerzen) und können sich nicht an das Geschehen erinnern. Vorherrschend ist jedoch eine enorme Müdigkeit und häufig kommt es zu einer erholsamen „Nachschlaf-Phase“.

3.12.1 Maßnahmen bei Krampfanfällen

So machen Sie's richtig

- Greifen Sie nicht in das Krampfgeschehen ein. Versuchen Sie vor allem nicht, das betroffene Kind festzuhalten oder es niederzudrücken.
- Entfernen Sie Gegenstände (z. B. Tisch, Stuhl) an denen sich das Kind verletzen könnte, oder polstern Sie diese ab.
- Veranlassen Sie den Notruf 112. Beobachten Sie das Krampfgeschehen, so können Sie dem Rettungsdienst ggf. wichtige Informationen geben, z. B. über die Dauer des Krampfes.
- Wenn das betroffene Kind nach dem Krampfanfall zu Bewusstsein kommt, stimmen Sie das weitere Vorgehen mit ihm ab. Betreuen, trösten und beobachten Sie es, bis der Rettungsdienst eintrifft.
- Wenn das Kind nach dem Krampfanfall bewusstlos bleibt, bringen Sie es in die stabile Seitenlage, und decken Sie es zu. Wenn es sich Verletzungen zugezogen hat, versorgen Sie diese. Betreuen, trösten und beobachten Sie es, bis der Rettungsdienst eintrifft.

Beachten Sie !

Für Kinder mit einem Krampfleiden (z. B. Epilepsie) bestehen oft Einschränkungen hinsichtlich bestimmter Sportarten. Daher sollten Eltern, Familienangehörige, Erzieher und Lehrer über die Erkrankung informiert sein und damit umgehen können.

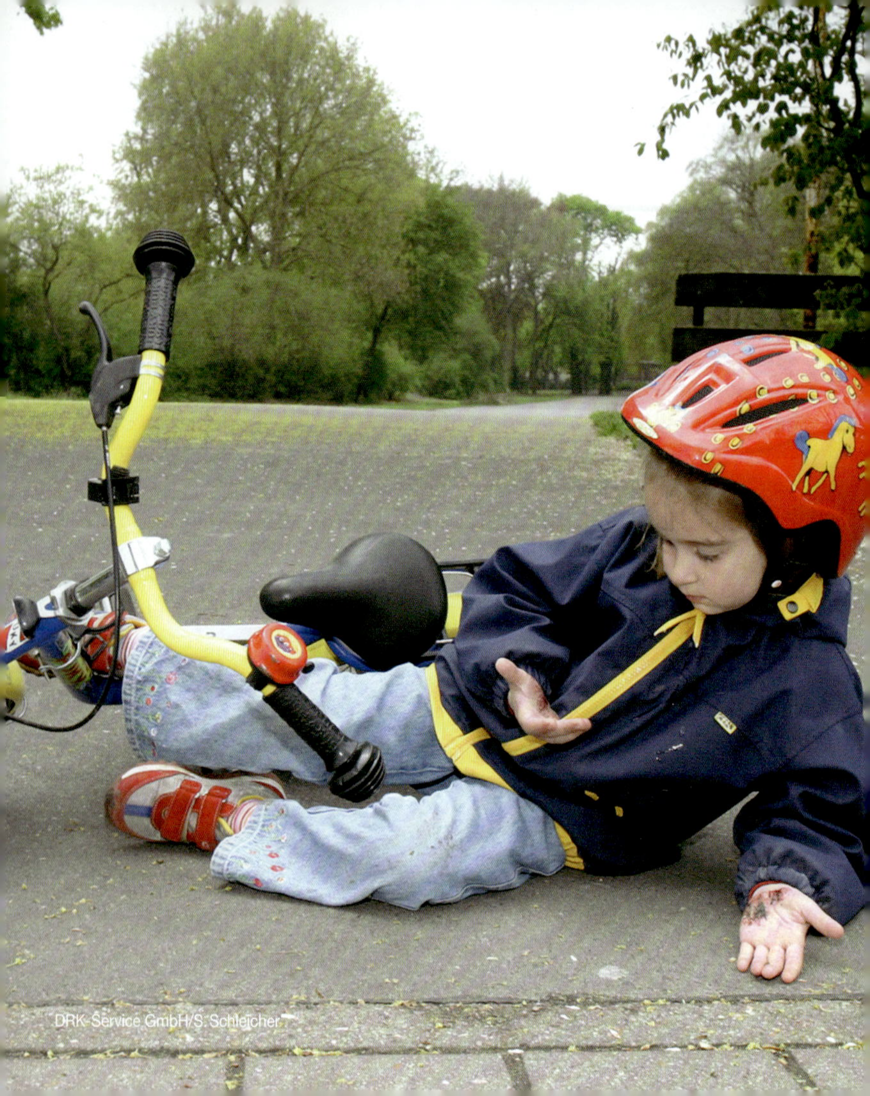
DRK-Service GmbH/S. Schleicher

4 Häufige Unfall- und Notfallarten

Kein Kind bleibt davon verschont – mal sind es Knie, die aufgeschürft sind, dann der Holzsplitter in der Hand und manchmal auch eine Platzwunde am Kopf mit Gehirnerschütterung (zur Gehirnerschütterung s. Kapitel 3) – vom gelegentlichen Nasenbluten ganz zu schweigen. Eltern müssen da schon einiges erleben, und natürlich wird von ihnen sachgerechte Erste Hilfe erwartet. Kindgerechte Verbandmaterialien erleichtern die Handhabung und tragen oft schon zur Besserung bei (z. B. Motivpflaster).

4.1 Grundsätze der Wundversorgung

Durch äußere Gewalteinwirkung sowie durch die Einwirkung von Hitze, Kälte oder von chemischen Stoffen auf den Körper entstehen Wunden. Immer wird zunächst die Haut, das größte menschliche Organ, geschädigt. Außerdem können die unter der Haut liegenden Gewebeschichten wie Muskeln, Sehnen, Nerven und Blutgefäße verletzt werden, manchmal auch Knochen und Organe. Durch eine Verletzung verliert die Haut ihre schützende Funktion gegenüber der Umwelt. Keimen und Krankheitserregern wird das Eindringen in den Körper ermöglicht, daher besteht bei Wunden immer die Gefahr einer Infektion.
Jede Gewebeschädigung verursacht Schmerzen. Sie sind bei großflächigen und tief gehenden Verletzungen meist stärker als bei kleinen oberflächlichen Verletzungen. Brandwunden sind besonders schmerzhaft. Sind auch Blutgefäße verletzt, entstehen Blutungen mit entsprechendem Blutverlust und der damit einhergehenden Gefahr eines Schocks (zu Wunden durch thermische Schädigungen s. Kapitel 6, zu Verätzungen s. Kapitel 7).

Wundversorgung in der Ersten Hilfe

Für die Versorgung von Wunden gelten in der Ersten Hilfe die folgenden Grundsätze:

- Wunden dürfen Sie nicht mit Ihren Händen berühren, da sie dadurch zusätzlich verunreinigt und infiziert würden.
- Bei der Wundversorgung tragen Sie zum eigenen Schutz und zum Schutz des Betroffenen vor Infektionen Einmalhandschuhe aus dem Kfz-Verbandkasten.

- Bisswunden und sichtbar bzw. grob verschmutzte Wunden können Sie mit möglichst fließendem (Leitungs-)Wasser reinigen.
- Fremdkörper (z. B. Rollsplitt) belassen Sie in der Wunde; diese werden umpolstert (v. a. wenn sie aus der Wunde herausragen) und müssen vom Arzt entfernt werden.
- Wunden dürfen Sie ohne ärztliche Anweisung nicht mit Puder, Salben, Sprays, Desinfektionsmitteln o. Ä. behandeln.
- Jede Wunde soll mit möglichst keimfreiem (sterilem) Verbandmaterial verbunden werden.
- Der Verband muss ausreichend fest anliegen, jedoch sollte die Beweglichkeit von Gelenken und die Durchblutung erhalten bleiben.

Die drei Prinzipien der Wundversorgung
Unabhängig von der Art der Verletzung gilt: Eine gute Wundversorgung erfüllt immer drei Aufgaben.

1. Die Wunde wird nicht weiter mit Keimen und Krankheitserregern verunreinigt.
2. Die Blutung wird gestillt.
3. Der Wundbereich wird ruhig gestellt, was die Schmerzen des Kindes lindert.

4.2 Verbandarten und Verbandtechniken

Im Folgenden erhalten Sie einen Überblick über die wichtigsten Verbandarten und Verbandtechniken: Wundschnellverband, Netzverband, Verbandpäckchen usw. Im Prinzip besteht ein sachgerechter Wundverband immer aus:

- einer möglichst keimfreien Wundauflage und
- der individuellen Befestigung der Wundauflage mit z. B. Heftpflaster, Mullbinde, Dreiecktuch usw.

4.2.1 Wundschnellverband

Für kleine Verletzungen mit geringer Blutung reicht meist ein Pflasterwundverband.

So machen Sie's richtig

- Schneiden Sie einen genügend großen Pflasterstreifen ab. Die Wundauflage soll immer größer als die Wunde sein.
- Entfernen Sie zunächst die Schutzfolie von den Klebestreifen. Achten Sie darauf, dass Sie dabei die Wundauflage möglichst nicht berühren.
- Legen Sie das Pflaster mit der Wundauflage auf die Wunde und befestigen Sie es faltenfrei.

Besondere Probleme bereitet die Versorgung von Verletzungen an der Fingerkuppe. So gelingt ein **Fingerkuppenverband** ganz leicht:

- Schneiden Sie zuerst ein ausreichend großes Stück Heftpflaster ab (vier bis zehn Zentimeter lang).
- Schneiden Sie in der Mitte der Klebestreifen je ein keilförmiges Stück heraus.
- Ziehen Sie beide Schutzfolien von den Klebeflächen ab.
- Kleben Sie die eine Hälfte des Pflasterwundverbands um den verletzten Finger, dann die andere.

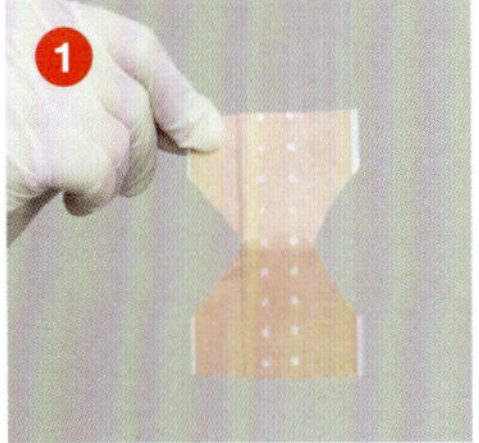
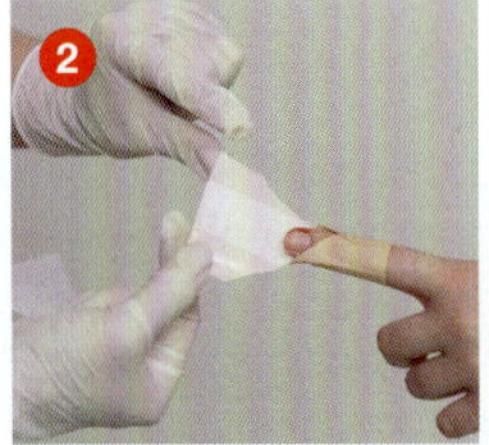
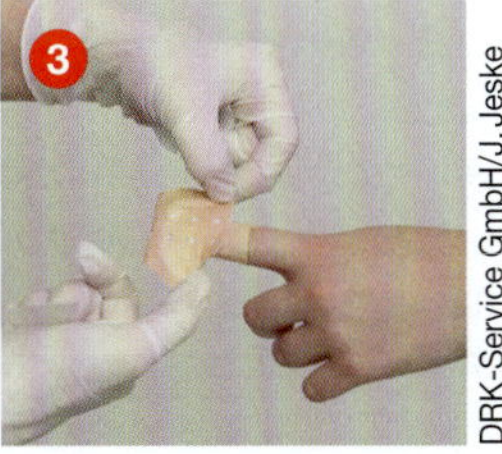

DRK-Service GmbH/J. Jeske

1 In der Mitte des Pflasters wird je ein keilförmiges Stück herausgeschnitten.

2 Dann wird die eine Hälfte um den Finger geklebt.

3 Zuletzt klappen Sie die überstehende Pflasterhälfte über die Fingerkuppe und verkleben sie.

- Zuletzt klappen Sie den überstehenden Teil des Pflasters (die obere Hälfte) über die Fingerkuppe und verkleben ihn am Finger.

4.2.2 Keimfreie Wundauflagen

Großflächige Hautverletzungen müssen mit einer keimfreien Wundauflage aus Mull oder einem Verbandtuch bedeckt werden. Solche Wundauflagen sind einzeln keimfrei (steril) verpackt (z. B. im Sortiment des Kfz-Verbandkastens). Zur Erhaltung der Keimfreiheit fassen Sie die Wundauflagen beim Entnehmen aus der Verpackung nur mit den Fingerspitzen am Rand an und legen sie direkt auf die Wunde. Sie können Wundauflagen mit Heftpflasterstreifen, Mullbinden oder Dreiecktüchern auf der Wunde befestigen.

4.2.3 Verbandtuch

Sehr großflächige Wunden, z. B. Schürfwunden oder Brandwunden, aber auch Verletzungen, die nur locker zu bedecken sind, wie offene Bauchverletzungen oder Schädelverletzungen, werden mit Verbandtüchern versorgt. Die Tücher sind unterschiedlich groß (40 x 60 cm/60 x 80 cm/80 x 120 cm) und aus verschiedenen Materialien.
Verbandtücher werden verknotet oder mit Heftpflasterstreifen, Mullbinden, Dreiecktüchern oder einem Netzverband befestigt.

4.2.4 Netzverband

Mit Netzverbänden lassen sich am Körper, insbesondere an Armen und Beinen, Wundauflagen und Verbandtücher selbst auf feuchter, schweißnasser Haut befestigen.

4.2.5 Verband mit Heftpflaster (Streifenverband)

So machen Sie's richtig

- Legen Sie eine Wundauflage auf die Wunde.
- Schneiden Sie vier ausreichend lange Heftpflasterstreifen von der Rolle ab.
- Kleben Sie die Pflasterstreifen jeweils parallel zueinander über Wundauflage und Haut.

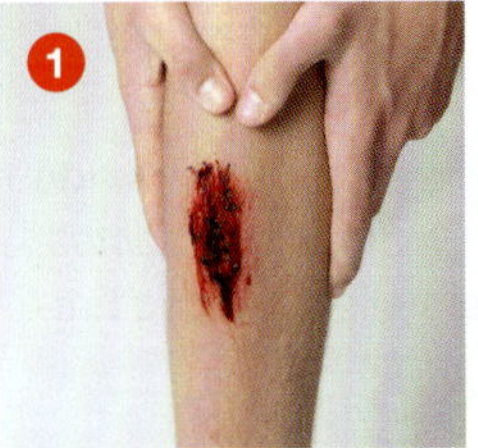

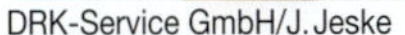
DRK-Service GmbH/J. Jeske

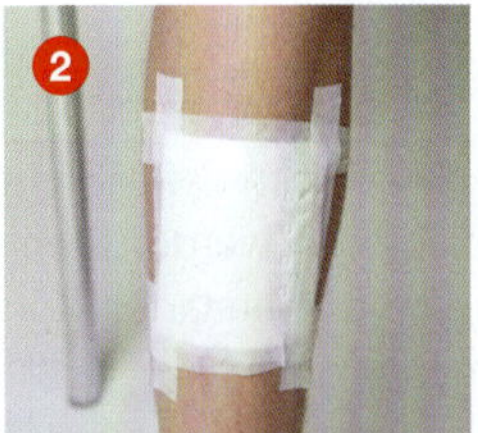

DRK-Service GmbH/J. Jeske

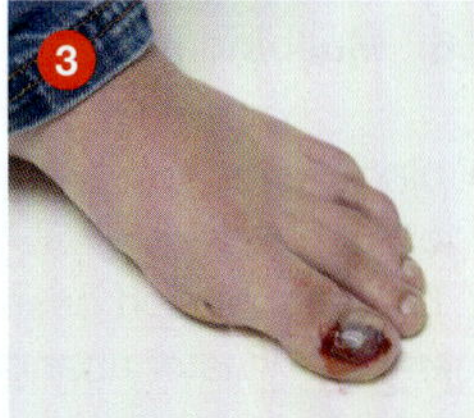

DRK-Service GmbH/J. Jeske

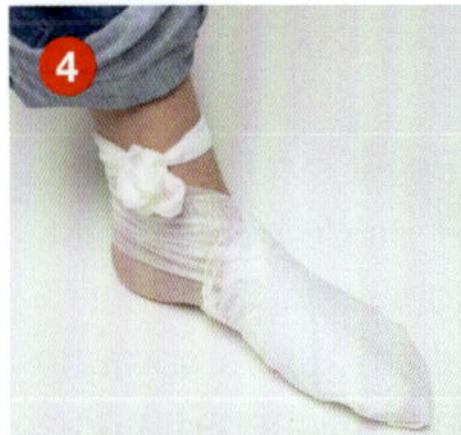

DRK-Service GmbH/J. Jeske

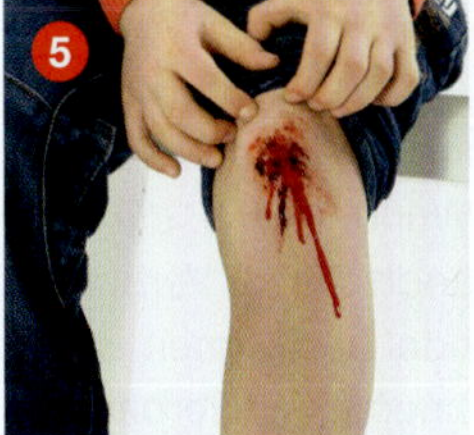

DRK-Service GmbH/J. F. Müller

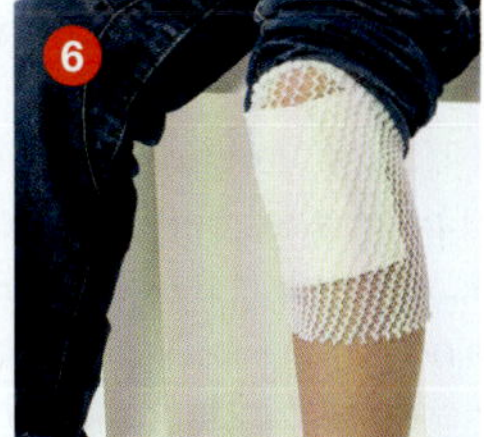

DRK-Service GmbH/J. F. Müller

1. Für gut zugängliche Wunden eignet sich ein Heftpflasterverband.
2. Die Wundauflage wird mit ausreichend langen Heftpflastern fixiert.
3. Wunden wie diese Nagelverletzung werden zunächst mit einer Wundauflage versorgt.
4. Die Wundauflage am Zeh wird hier mit einer Mullbinde fixiert, die über die Ferse verläuft.
5. Für die Versorgung von Verletzungen an Armen und Beinen sind Netzverbände gut geeignet.
6. Die Kniewunde wurde hier mit einer Wundauflage bedeckt. Darüber kommt der Netzverband.

4.2.6 Mullbinden

Mullbinden sind nicht steril. Sie dürfen daher nicht direkt auf eine Wunde aufgebracht werden. Mit Mullbinden werden sterile Wundauflagen befestigt. Dies eignet sich besonders an behaarten Körperstellen, wo das Entfernen von Pflaster unangenehm wäre.

4.2.7 Verbandpäckchen

Ein ideales Verbandmittel ist das Verbandpäckchen. Es ist steril verpackt und beinhaltet bereits eine Wundauflage, die auf einer Binde befestigt ist. Dies erleichtert Ihnen die Handhabung. Verbandpäckchen sind in unterschiedlichen Größen im Handel und eignen sich vor allem zur Versorgung blutender Wunden und für einen Druckverband bei bedrohlichen Blutungen. Verbandpäckchen können Sie an allen möglichen Körperteilen einsetzen; genau erläutert wird im Folgenden der **Handverband**.

So machen Sie's richtig

- Ziehen Sie sich bei blutenden Wunden zum eigenen Schutz immer Einmalhandschuhe an.
- Öffnen Sie die Verpackung des Verbandpäckchens und entfalten Sie den Bindenanfang mit der Wundauflage.
- Legen Sie die Wundauflage auf die Wunde und befestigen Sie die Wundauflage durch Umwickeln (ohne starken Zug) mit der Binde.
- Abschließend fixieren Sie den Verband z. B. mit Pflaster.

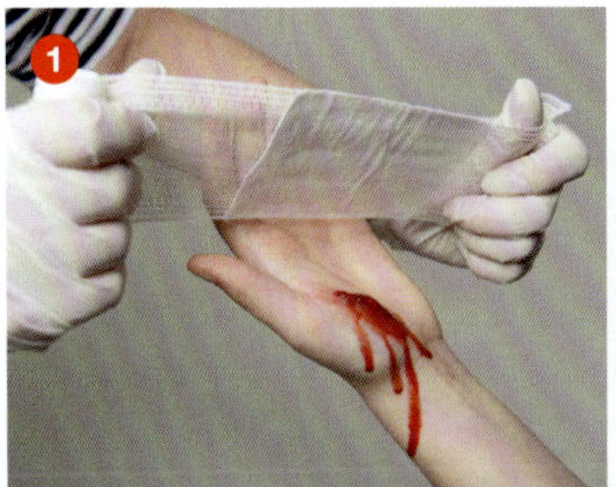

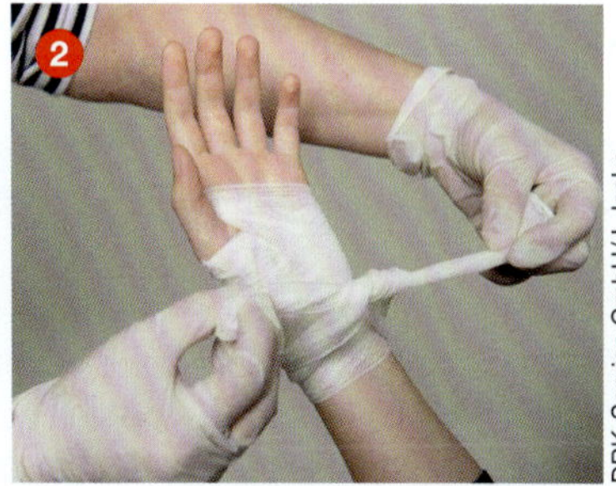

DRK-Service GmbH/J. Jeske

1 Die in das Verbandpäckchen integrierte sterile Wundauflage wird auf die Wunde aufgelegt und dann mit der Binde umwickelt.

2 Umwickeln Sie die Wundauflage in mehreren Bindengängen (ggf. kreuzweise). Der Verband sollte straff, aber nicht zu fest gewickelt sein. Zum Schluss verknoten Sie die Enden mit einem Doppelknoten. Oder Sie fixieren das Bindenende mit einem Pflaster.

Beachten Sie

Mit einem Verband bewirken Sie eine Ruhigstellung des Wundbereichs und damit Schmerzlinderung. Da jede Wunde grundsätzlich infektionsgefährdet ist, endet die Erste Hilfe allerdings nicht mit dem Anlegen eines Verbands. Jede Wunde soll von einem Arzt (innerhalb von sechs Stunden) beurteilt und endgültig versorgt werden. Sicherlich ist Ihr Kind gegen Wundstarrkrampf (Tetanus) geimpft (s. S. 97), doch manchmal ist eine Auffrischung erforderlich. Dies muss der Arzt prüfen und entscheiden.

!

4.3 Nasenbluten

Nasenbluten kommt bei Kindern häufiger vor. In den allermeisten Fällen ist die Blutung eher gering und harmlos.

So machen Sie's richtig

- Ziehen Sie sich zum Schutz Einmalhandschuhe an.
- Lassen Sie das Kind den Kopf leicht vornüberbeugen, damit das Blut abfließen kann. Ggf. stützen Sie den Kopf und halten ein Tuch zum Auffangen des Blutes unter die Nase.
- Legen Sie kalte Umschläge, Eisbeutel oder Kältepackungen in den Nacken.
- Stopfen Sie keinesfalls Watte, Mull o. Ä. in die Nase. Es ist günstiger, wenn das Blut nach außen abfließen kann. Kinder sollen das zähflüssig werdende Blut nicht herunterschlucken, weil dadurch unter Umständen Erstickungsgefahr drohen kann.

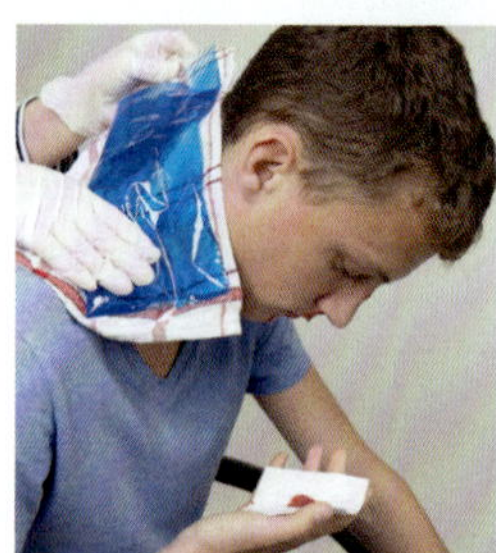
DRK-Service GmbH/J. Jeske

- Pressen Sie zur Blutungsstillung mit Daumen und Zeigefinger die weichen Nasenflügel zusammen (Nasenkompression).
- Bei starkem, länger anhaltendem oder häufiger auftretendem Nasenbluten ist eine Arztbehandlung notwendig. Alarmieren Sie bei nicht nachlassendem Bluten den Rettungsdienst (Notruf 112) und lagern Sie das Kind in diesem Fall in Bauchlage.

4.4 Bedrohliche Blutungen

Bei Kindern, vor allem bei Kleinkindern, besteht die Gefahr eines Schocks bzw. die Gefahr zu verbluten schon beim Verlust erheblich geringerer Blutmengen als bei Erwachsenen. Ein Kind mit nur 20 Kilogramm Gewicht hat nicht einmal zwei Liter Blut und würde bereits bei einem Blutverlust von nur 300 Millilitern in Lebensgefahr geraten. Daher ist die Blutungsstillung vorrangiges Ziel.
Fast jede Blutung kann durch direkte, lokale Druckanwendung mit oder ohne Zuhilfenahme eines Verbandes gestillt werden. Zusätzlich sollte die betroffene Extremität hochgehalten werden. An Armen und Beinen kann außerdem ein Druckverband angelegt werden.

4.4.1 Blutungsstillung an Arm und Bein

Haben Sie keine Angst vor Blutungen. Bedenken Sie, dass es oft schlimmer aussieht, als es ist. Bleiben Sie ruhig. Stoppen Sie die Blutung.

So machen Sie's richtig

Ein Tuch auf die Wunde pressen

- Ziehen Sie sich bei blutenden Wunden zum eigenen Schutz immer Einmalhandschuhe an.
- Legen Sie das verletzte Kind möglichst hin und beruhigen Sie es.
- Sofern möglich, wird die betroffene Extremität (z. B. durch das betroffene Kind selbst) hochgehalten.
- Pressen Sie ein möglichst sauberes Tuch, Wundauflagen oder ein Verbandtuch direkt auf die Wunde.

- Nun hat ein zweiter Helfer genügend Zeit, weiteres Verbandmaterial (z. B. aus einem Kfz-Verbandkasten oder einer Hausapotheke) zu besorgen. Legen Sie damit einen Druckverband auf der Wunde an.
- Notruf 112/Alarmieren Sie den Rettungsdienst.

Druckverband anlegen

- Legen Sie mit dem ersten Verbandpäckchen, wie bei einem normalen Verband, die Wundauflage auf die Wunde und umwickeln Sie diese zwei- bis dreimal.
- Legen Sie danach eine Mullbinde oder ein kleines Verbandpäckchen geschlossen als Druckpolster direkt über dem Wundbereich auf.
- Umwickeln Sie mit den restlichen Bindengängen das Druckpolster. Wickeln Sie die Bindengänge deckungsgleich und nicht zu stramm.
- Befestigen Sie zum Abschluss das Bindenende.
- Decken Sie das Kind zu (mit der Rettungsdecke, mit einer Wolldecke oder Jacke), betreuen Sie es und lagern Sie die Beine etwas erhöht (Schocklage s. S. 69.).
- Lagern Sie auf Wunsch des betroffenen Kindes die verletzte Extremität (weiterhin) erhöht.

!

Wichtig

Blutet ein Druckverband durch, erneut Druck auf die Wunde ausüben. Dazu über dem Druckverband eine weitere Binde anlegen oder mit den Händen (Handschuhe tragen) Druck auf die Wunde (den Druckverband) ausüben, bis der Rettungsdienst eintrifft. Ein leichtes Durchbluten (Verfärbung des Verbands) ist dagegen nicht schlimm.

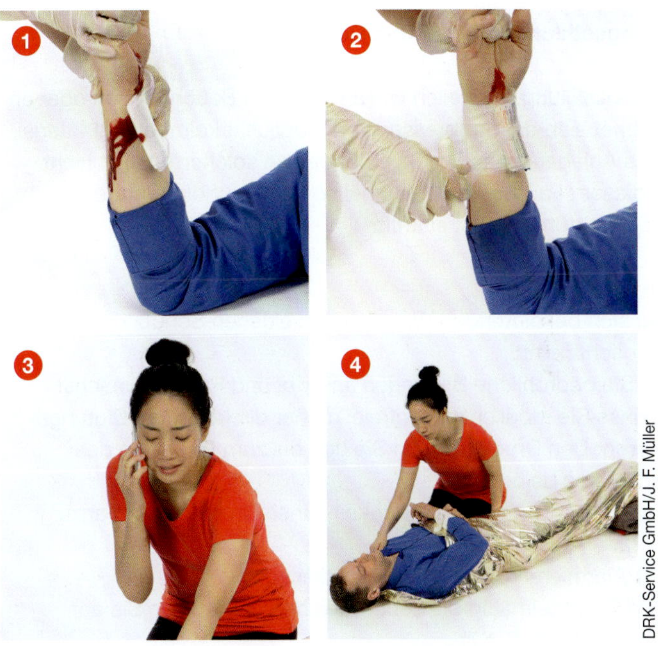

DRK-Service GmbH/J. F. Müller

1. Sofern möglich, betroffene Extremität hochhalten (lassen). Pressen Sie ein sauberes Tuch, ein Paar Wundauflagen oder ein Verbandtuch fest unmittelbar auf die Wunde.
2. Darüber legen Sie mit einem Verbandpäckchen oder einer Mullbinde einen Druckverband an.
3. Alarmieren Sie den Rettungsdienst.
4. Decken Sie den Verletzten warm zu, lagern Sie die Beine leicht erhöht. Betreuen und beobachten Sie ihn, bis der Rettungsdienst eintrifft.

4.4.2 Blutungsstillung an Kopf und Rumpf

Für die Blutungsstillung an Stellen wie am Hals, im Bauchbereich oder an der Leiste eignet sich das Aufpressen von möglichst keimfreiem Material. Häufig ist das Anlegen eines Druckverbandes an solchen Stellen nicht möglich. In diesem Fall wird das Material so lange auf die Wunde gepresst, bis der Rettungsdienst eintrifft.

So machen Sie's richtig

- Ziehen Sie sich bei blutenden Wunden zum eigenen Schutz immer Einmalhandschuhe an.
- Versorgen Sie bedrohliche Blutungen an Kopf und Rumpf zunächst dadurch, dass Sie möglichst keimfreie Tücher direkt auf die Blutungsstelle pressen. Den Druck müssen Sie ggf. bis zum Eintreffen des Rettungsdienstes beibehalten.
- Manchmal besteht auch die Möglichkeit, einen Druckverband anzulegen.
- Notruf 112/Alarmieren Sie den Rettungsdienst.
- Überprüfen Sie regelmäßig die Lebenszeichen und achten Sie auf Schocksymptome (s. S. 67).

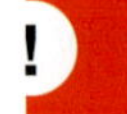

Wichtig
Bei starken Blutungen am Kopf müssen Sie auch an die Möglichkeit einer Gehirnerschütterung denken.

4.5 Amputationsverletzungen

Bei der Abtrennung (Amputation) von Körperteilen (z. B. einem Zahn, einem Finger oder einer Hand) müssen Sie immer zunächst die Blutung stillen, die Wunde (z. B. mit einem Druckverband) versorgen und sich wegen des Schocks um das verletzte Kind kümmern.

4.5.1 Amputatversorgung

Da abgetrennte Körperteile (Amputate) unter Umständen replantiert (angenäht) werden können, müssen Sie das Amputat in ein sauberes Tuch (z. B. Verbandtuch aus dem Kfz-Verbandkasten) wickeln und es dem Rettungsdienst möglichst gekühlt mit in die Klinik geben.

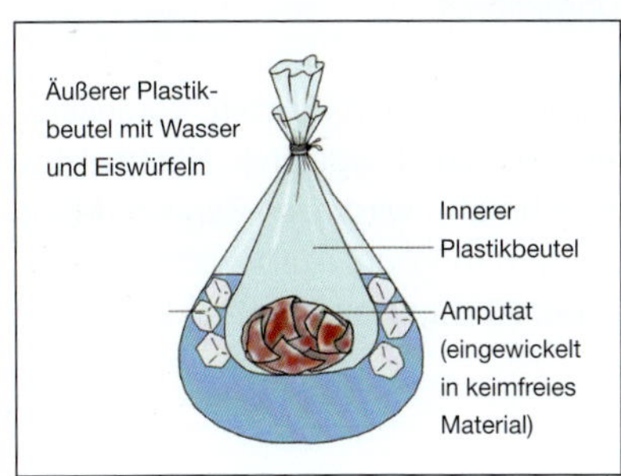

Das Amputat wird in ein sauberes Tuch gewickelt. Der Rettungsdienst transportiert es gekühlt in die Klinik.

Behandlung des Amputats: Das Amputat soll nicht gesäubert werden, und es darf nicht mit Wasser in Berührung kommen. Der Rettungsdienst wird es zusätzlich (s. Abbildung oben) kühlen und in die Klinik mitnehmen.

So machen Sie's richtig

- Ziehen Sie sich bei blutenden Wunden zum eigenen Schutz immer Einmalhandschuhe an.
- Versorgen Sie zunächst die blutende Wunde mit einem Druckverband (s. S. 88 f.), falls dies möglich ist. Wenn nicht, pressen Sie ein Tuch auf die Blutung.
- Versorgen Sie erst danach den abgetrennten Körperteil (Amputat). Wickeln Sie das Amputat in ein sauberes Tuch (am besten in ein steriles Verbandtuch aus dem Kfz-Verbandkasten).
- Kümmern Sie sich um das verletzte Kind. Lassen Sie es nicht allein. Prüfen Sie, ob es Schockanzeichen (Blässe, Unruhe, frieren, zittern) zeigt.
- Decken Sie das Kind warm zu und lagern Sie es bei Schockanzeichen mit erhöhten Beinen in der Schocklage (s. S. 69).
- Notruf 112/Alarmieren Sie den Rettungsdienst.

Ausgeschlagene Zähne können ggf. wieder replantiert werden. Voraussetzung ist, dass der Zahn feucht gehalten (z. B. durch Speichel, Kochsalzlösung oder Milch) und nicht an der Wurzel berührt wird. Den Zahn im Mund zu behalten ist sicher nur bei älteren Kindern möglich. Aufbewahren kann man die Zähne am besten in einer **Dentalrettungsbox** (Apotheke und Rettungsdienst).

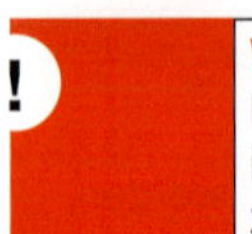

Wichtig

Erst den Verletzten versorgen und dann das Amputat! Blutungen immer mit einem Verband versorgen! Abbindungen sind unbedingt zu vermeiden; sie sind überflüssig und für die spätere medizinische Versorgung von Nachteil.

4.6 Gefahren durch Zecken

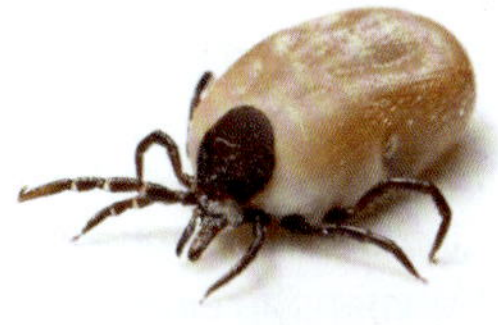
Carsten Stolze/Fotolia.com

Die Zecke lauert im Unterholz und auf Gräsern. Beim Vorbeigehen werden die Zecken abgestreift und gelangen so auf die Haut von Mensch und Tier. Ein Zeckenstich kann Infektionen auslösen. In Risikogebieten wird eine Impfung gegen die von Zecken übertragenen Erreger (Viren) der Frühsommer-Meningoenzephalitis (FSME) empfohlen. Eine FSME-Infektion kann zur Entzündung von Gehirn und Hirnhäuten führen. Anzeichen sind grippeähnliche Symptome mit Fieber, Kopf- und Gliederschmerzen sowie Übelkeit und Erbrechen. Eine weitere von Zecken übertragbare Infektion ist die Lyme-Borreliose. Gegen diese bakterielle Erkrankung gibt es keine Schutzimpfung, sie muss mit Antibiotika behandelt werden. Symptome können Fieber und eine sich vergrößernde, ringförmige Hautrötung um die Einstichstelle sein und auch verzögert erst nach Tagen und Wochen auftreten. Bei Anzeichen einer Infektion muss unbedingt ein Arzt aufgesucht werden!

Wichtig
Keine Hausmittel wie Klebstoff oder Öl anwenden. Die Zecke würde im Todeskampf verstärkt Erreger abgeben. Weitere Infos finden Sie unter: www.zecke.de

So machen Sie's richtig

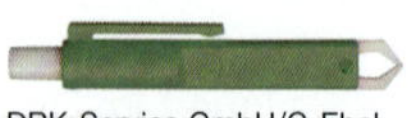

DRK-Service GmbH/C. Ebel

- Zecken gilt es so schnell wie möglich zu entfernen.
- Ziehen Sie sich zum eigenen Schutz möglichst Einmalhandschuhe an.
- Nehmen Sie eine Pinzette, besser eine Zeckenzange oder -karte (gibt es in der Apotheke), fassen Sie die Zecke möglichst dicht über der Haut und ziehen/schieben Sie sie vorsichtig heraus.

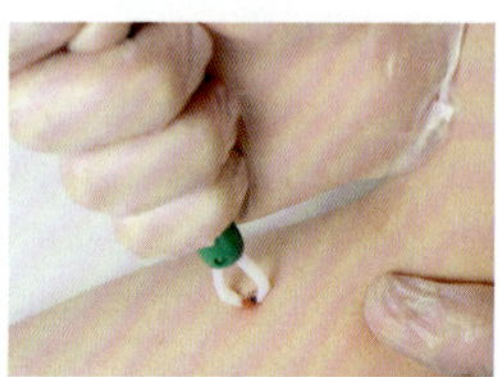

DRK e. V./M. Vennemann

- Damit hierbei keine Krankheitserreger aus der Zecke in die Wunde gepresst werden, darf der Zeckenleib nicht gequetscht werden.
- Nach der Entfernung wird die Einstichstelle mit einem Pflaster versorgt.
- Es dürfen keine Rückstände in der Wunde verbleiben. Gelingt die Entfernung nicht vollständig, sollte ein Arzt aufgesucht werden.

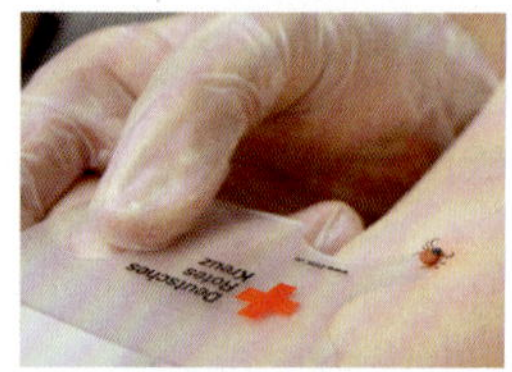

DRK e. V./M. Vennemann

- Dokumentieren Sie den vermutlichen Zeitpunkt und Ort des Stiches, den Zeitpunkt der Entfernung und die Beobachtung der Stichstelle über einen längeren Zeitraum (mehrere Wochen).

4.7 Fremdkörper in Wunden und Körperöffnungen

4.7.1 Fremdkörper in Wunden

Fremdkörper in Wunden, z. B. Holz- oder Glassplitter, aber auch größere Gegenstände, sollen von Ersthelfern grundsätzlich nicht entfernt werden. Es besteht sonst die Gefahr, dass zusätzliche (Nerven-)Verletzungen oder auch starke Blutungen entstehen.

Achtung: Vor Manipulationen mit Gegenständen und Instrumenten ist in allen genannten Situationen entschieden zu warnen.

So machen Sie's richtig

- Ziehen Sie sich bei (blutenden) Wunden zum eigenen Schutz immer Einmalhandschuhe an.
- Legen Sie vorsichtig eine oder mehrere Wundauflagen um den Fremdkörper. Achten Sie darauf, dass der Fremdkörper dabei nicht bewegt wird. Legen Sie ggf. noch Polstermaterial um den Fremdkörper und befestigen Sie alles mit einer Binde oder Heftpflaster.
- Der Fremdkörper wird so fixiert und kann von einem Arzt oder im Krankenhaus sachgerecht entfernt werden.

4.7.2 Fremdkörper im Auge

In den meisten Fällen geraten kleinste Fremdkörperchen, z. B. Staubteilchen, Insekten, Ruß o. Ä., in die Augen. Sie sind aber äußerst unangenehm, da sie eine Reizung der Bindehaut verursachen. Seltener geraten Glas- oder Metallsplitter ins Auge. Sie verursachen einen brennenden Schmerz, das Auge ist gerötet und tränt. Manchmal sind auch Sehstörungen die Folge. In beiden Fällen wird der Zustand oft noch durch Reiben der Augen verschlimmert.

Achtung: Sind Chemikalien ins Auge geraten, spülen Sie das Auge mit Wasser aus.

So machen Sie's richtig

- Grundsätzlich sollen Fremdkörper im Auge von Laienhelfern nicht entfernt werden.
- **Bedecken Sie das betroffene Auge mit einer möglichst keimfreien Wundauflage** und **verbinden Sie beide Augen** vorsichtig **mit einem undurchsichtigen Tuch** (z. B. mit einer Dreiecktuchkrawatte). Nur durch Verbinden beider Augen erreichen Sie die Ruhigstellung und Schmerzlinderung des verletzten Auges.
- Bringen Sie das Kind zum Entfernen des Fremdkörpers selbst zum Augenarzt bzw. rufen Sie einen Krankenwagen.
- Die Betreuung des Kindes ist in diesem Fall besonders wichtig. Bedenken Sie, dass es momentan nichts sehen kann!

4.7.3 Fremdkörper in Nase und Ohren

Haben sich Kinder Fremdkörper, etwa Spielzeugteile, in Nase und Ohren gesteckt, ist das meist nicht lebensgefährlich, aber äußerst unangenehm. Daher kommt es vor allem auf die Betreuung und Beruhigung der kleinen Patienten an. Am besten lassen Sie Fremdkörper vom Arzt entfernen und unterlassen entsprechende Eigenversuche. Es ist günstig, wenn Sie den Gegenstand beschreiben oder dem Arzt ein Duplikat überreichen können. Das erleichtert ihm die Diagnose und Behandlung.

4.8 Wundinfektionen und Tierbisse

4.8.1 Tetanusinfektion

Eine besonders gefürchtete Infektionsgefahr bei Wunden ist der Wundstarrkrampf (Tetanusinfektion), hervorgerufen durch den Tetanuserreger. Eine solche Infektionsgefahr besteht auch bei einer **harmlos** erscheinenden sehr kleinen Wunde, vor allem wenn sie verschmutzt ist. Einzige Vorbeugungsmaßnahme ist die Schutzimpfung. Daher sollte jedes Kind gegen Wundstarrkrampf (Tetanus) geimpft sein.

4.8.2 Tierbisswunde

Bisswunden, meist von Haustieren, bedeuten immer eine große Infektionsgefahr. Durch den Biss werden Erreger aus dem Maul des Tieres in die Wunde übertragen. Hinzu kommt, dass das Gewebe im Wundbereich oft

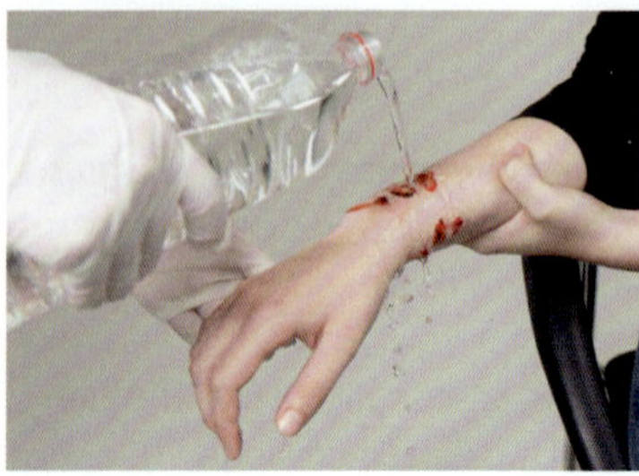
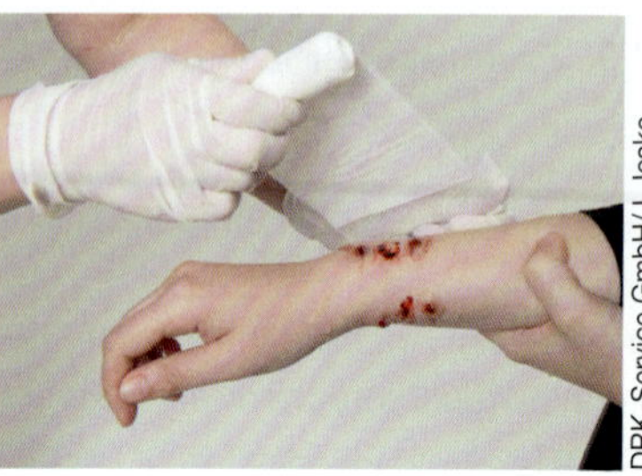

DRK-Service GmbH/J. Jeske

gequetscht ist und somit eine geringere Widerstandsfähigkeit gegen eindringende Keime hat.

So machen Sie's richtig

- Ziehen Sie sich bei blutenden Wunden zum eigenen Schutz immer Einmalhandschuhe an.
- Reinigen Sie die Bisswunden durch Ausspülen mit (Leitungs-)Wasser, sofern dieses zur Verfügung steht. So wird die Gefahr von Infektionen reduziert.
- Bisswunden sollten Sie immer möglichst keimfrei verbinden, entweder mit einer Wundauflage und einer Mullbinde oder mit einem Verbandpäckchen.
- Nach der Wundversorgung durch den Ersthelfer ist eine weiter gehende ärztliche Versorgung notwendig.

4.8.3 Tollwutinfektion

Ein erhebliches Risiko ist die Tollwutinfektion. Wurde Ihr Kind von einem auffälligen Tier gebissen (ungewöhnlich aggressives Verhalten, bisweilen Schaum vor dem Maul), müssen Sie rasch handeln. Die Wunde muss ärztlich behandelt werden, ggf. ist eine Schutzimpfung notwendig.

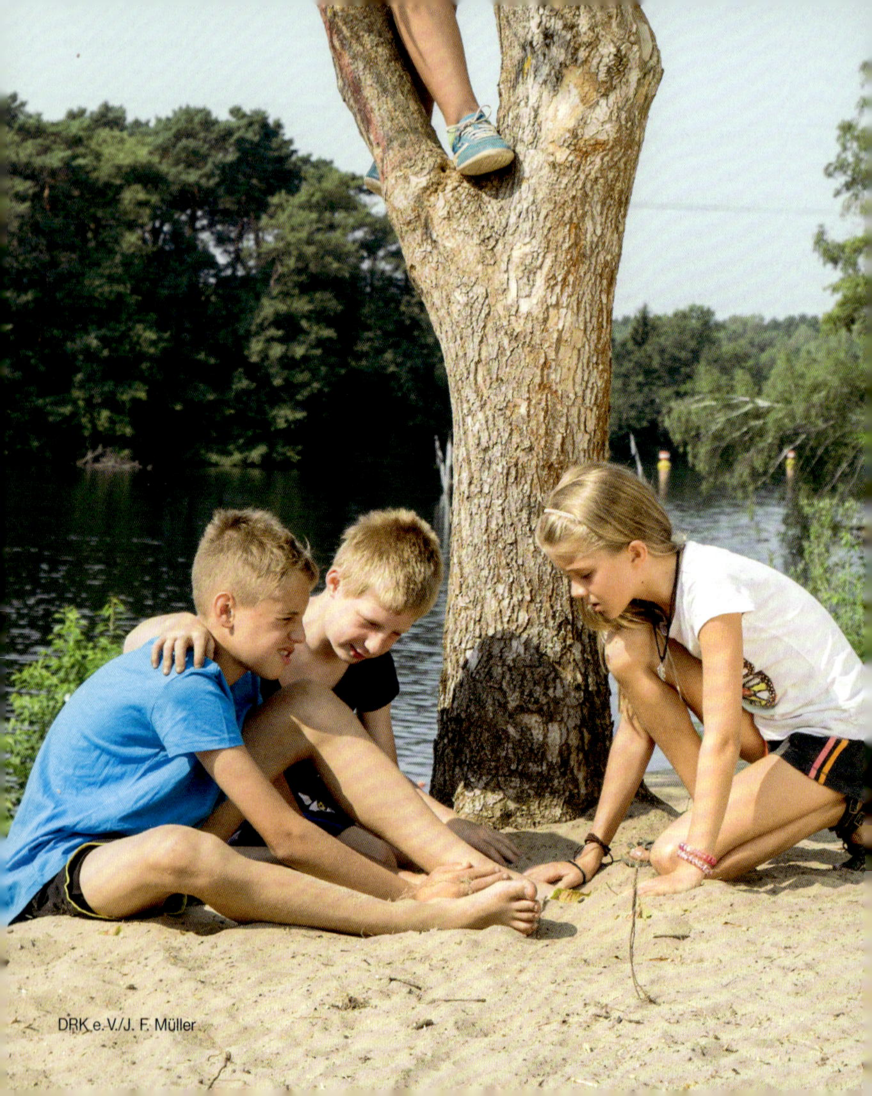

DRK e.V./J. F. Müller

5 Sport- und Spielverletzungen und Knochenbrüche

Der Stütz- und Bewegungsapparat des Menschen besteht aus Knochen, Gelenken, Muskeln, Sehnen und Bändern. Zerrungen, Verstauchungen und Blutergüsse sind die häufigsten Verletzungen. Oft trifft es die Kinder beim Spielen, Toben und Raufen. Ihren Bewegungsdrang, wenn manchmal auch unbändig und ungestüm, können und sollten wir Eltern nicht unterbinden. Jedoch können wir die Kinder über Gefahren aufklären und sie durch einfachste Maßnahmen, wie das Tragen von Helmen und Protektoren, vor Schlimmerem bewahren. Dieses Kapitel gibt Ihnen einen Überblick über die richtigen Erste-Hilfe-Maßnahmen.

5.1 Sport- und Spielverletzungen

Welches Kind hat sich nicht schon mal beim Spielen, Toben, Raufen, aber auch beim Sport eine Verletzung zugezogen. Nicht vergessen: Kopfschutz (Helm) und Gelenkschützer an Ellbogen, Hand- und Kniegelenken können Schlimmeres oft verhindern. Zu den typischen Sportverletzungen zählen Prellungen, Zerrungen, Quetschungen, Muskelfaserrisse, Muskelrisse, Bänderdehnungen, Bänderrisse, Blutergüsse o. Ä.

Ursachen von Sport- und Spielverletzungen

Alle genannten Verletzungsmuster haben gemeinsame Ursachen: Sie entstehen durch Gewalteinwirkungen auf den Bewegungsapparat, also auf Knochen, Gelenke, Muskulatur, Sehnen und Bänder. Wenn Kindern mit ihrem natürlichen Bewegungsdrang etwas passiert, ist bei einer falschen Bewegung oder Belastung, einem Sturz mit dem Fahrrad oder dem Skateboard nicht immer gleich der Knochen gebrochen, das Gelenk verrenkt oder der Muskel gerissen. Doch hin und wieder geht es nicht gut aus und dann ist kompetente Erste Hilfe gefragt.

Typische Anzeichen

Die beschriebenen Verletzungsmuster werden von Blutungen in das betroffene Gewebe bzw. das betroffene Gelenk begleitet. Es entsteht ein Bluterguss (Hämatom) im Gewebe oder im Bereich der Gelenkkapsel. Im Rahmen der Ersten Hilfe ist eine genaue Beurteilung weder möglich noch nötig. Prellungen, Zerrungen, Muskelfaserrisse, Bänderdehnungen und -risse, Stauchungen und Knochenbrüche sind zwar unterschiedlich schwere Verletzungen, aber sie sind in den allgemeinen Erkennungszeichen vergleichbar und erfordern nahezu alle die gleiche Erste Hilfe.

- Im Vordergrund der Anzeichen steht der unmittelbar eintretende, oft starke Schmerz.
- Es kommt zu Kraftlosigkeit der betroffenen Muskelregion mit Bewegungseinschränkungen oder gar Bewegungsunfähigkeit.
- Durch die meist eintretende Blutung ins Gewebe entsteht eine Schwellung und eine damit verbundene Druckempfindlichkeit.

5.1.1 Maßnahmen bei Sport- und Spielverletzungen

Wichtig ist die sofortige richtige Erste Hilfe, sie kann den gesamten Heilungsverlauf günstig beeinflussen und weiter gehende Schädigungen verhindern. Dafür gibt es eine einfache Formel:

Pause
Eis
Compression
Hochlagerung

So machen Sie's richtig

- Zunächst sollte das Kind jede (sportliche) Aktivität sofort abbrechen. Die betroffene Körperregion wird ruhig gestellt.
- Entscheidende Bedeutung für den gesamten weiteren Behandlungs- und Heilungsverlauf hat die **sofortige Kälteanwendung** (Kühlung). Dazu legen Sie z. B. Fertigkältepackungen, Eisbeutel oder einfach kalte Umschläge auf die zu kühlende Region.
- Kältepackungen oder Eisbeutel dürfen **nie direkten Hautkontakt** haben. Legen Sie immer erst ein Tuch oder ein paar Bindengänge einer

Kompressionsbinde auf die Haut und geben Sie darauf die Kältepackung.

- Wenn die Kühlung wirksam sein soll, muss anhaltend und tiefenwirksam gekühlt werden. Die **erste Kühlphase** sollte daher **mindestens 10 bis 15 Minuten** dauern.
- Nach erfolgter Kontrolle des Hautzustandes (Gefahr von lokalen Erfrierungen) kann noch einige Zeit **mit geringer Intensität** weitergekühlt werden, dies lindert die Schmerzen.
- Die Kühlung unterbindet das Einbluten ins Gewebe und damit die Schwellung in der betroffenen Region.
- Befestigen Sie die Kühlpackung am besten mittels eines Kompressionsverbands, möglichst mit einer **Kurzzug-Elastikbinde**.
- Zur Unterstützung der Blutungsstillung sollte die betroffene Körperregion – wenn möglich – **lang anhaltend hochgelagert** und möglichst wenig, höchst behutsam bewegt werden.
- Das Kind muss zur genauen Diagnose in ärztliche Behandlung.

!

Sofort kühlen
Wenn das Entstehen eines ausgedehnten Blutergusses durch sofortiges und nachhaltiges Kühlen verhindert werden kann, wird dadurch der gesamte Heilungsverlauf verbessert und beschleunigt.

!

Hinweis
Wärme (z. B. ein heißes Bad) ist zwar gut, um einem Muskelkater vorzubeugen – nach einer Sportverletzung sollten Wärmeanwendungen und auch Massagen im Bereich der betroffenen Körperregion jedoch nur nach ärztlicher Anordnung erfolgen.

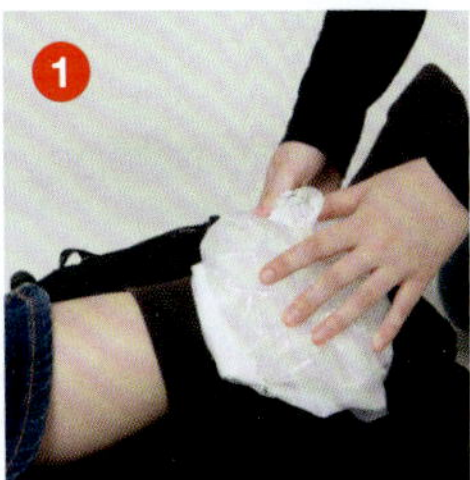

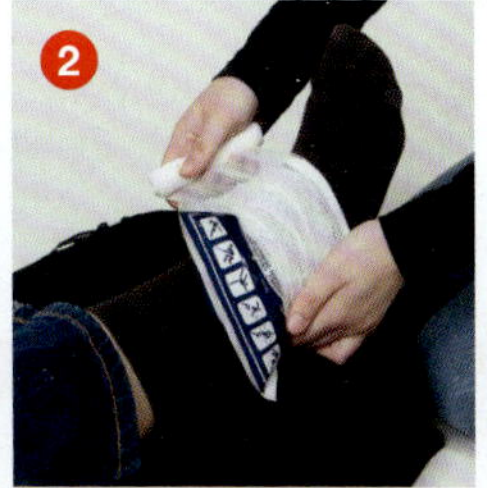

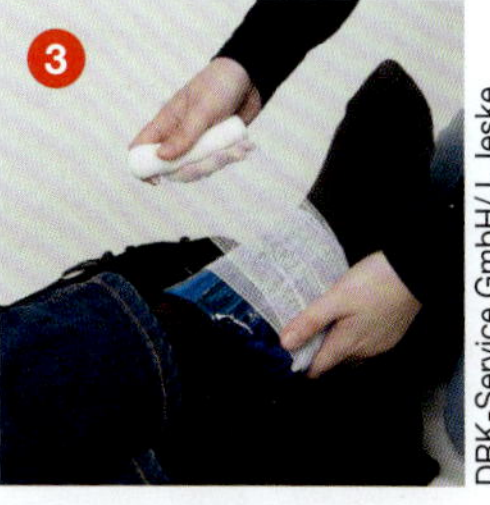

DRK-Service GmbH/J. Jeske

1 **Kühlung 1:** Geben Sie Eis in einen Plastikbeutel, und legen Sie diesen auf die Verletzung. Wichtig: Kühlmittel nie direkt auf die Haut auflegen.

2 **Kühlung 2:** Praktisch sind Sofortkältepackungen. Sie werden im Bedarfsfall aktiviert und kühlen sofort. Am besten befestigen Sie sie mit einer Elastikbinde.

3 **Kühlung 3:** Sie können auch im Tiefkühlfach vorgekühlte Kältepackungen auf die Verletzung auflegen und mit einer Elastikbinde befestigen.

5.2 Gelenkverletzungen

Durch Gewalteinwirkungen auf Gelenke können Verstauchungen, Verrenkungen, Bänderrisse oder auch Gelenkbrüche (Knochenbrüche s. S. 108 ff.) entstehen. Durch die Verletzung von Blutgefäßen entwickeln sich oft beträchtliche Schwellungen. Die Beweglichkeit ist eingeschränkt. Gelenkverletzungen sind sehr schmerzhaft. Grundsätzlich kann man zwischen Verstauchung und Verrenkung unterscheiden.

> **!**
> **Schmerzen**
> Schmerzen, ein Alarmsignal des Körpers, sollten Sie bzw. sollte Ihr Kind auf keinen Fall ignorieren. Also: Ein verletztes Gelenk nicht mehr belasten und den Befund immer vom Arzt abklären lassen.

Gelenkverletzungen im Überblick

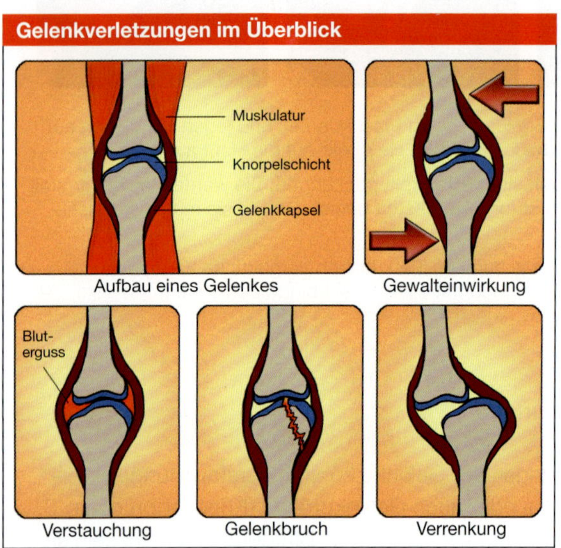

Verstauchung und Verrenkung

- Bei einer Verstauchung werden die Gelenkteile mit Gewalt gegeneinander verschoben oder kurzzeitig voneinander getrennt. Dabei werden die

Bänder, die die Gelenkkapsel bilden, oft erheblich überdehnt. Innen liegende Blutgefäße werden verletzt und es bildet sich eine Schwellung.
- Die Verrenkung ist eine Trennung und Verschiebung der Gelenkanteile. Die gegeneinander verschobenen Gelenkteile nehmen ihre ursprüngliche Stellung nicht wieder ein, sie befinden sich in abnormer Stellung.

5.2.1 Maßnahmen bei Gelenkverletzungen

Verrenkungen und Verstauchungen behandeln Sie auf die gleiche Weise.

So machen Sie's richtig

- Keinesfalls sollten Sie bei Gelenkverletzungen Ihres Kindes selbstständig Einrenkversuche unternehmen. Verrenkte Gelenke dürfen nur von einem Arzt eingerenkt werden!
- Das verletzte Gelenk nicht mehr belasten, sondern mit entsprechenden Mitteln kühlen (s. S. 103 ff.), ruhig stellen und ggf. erhöht lagern.
  Info: Vereisungssprays eignen sich nicht für eine tiefenwirksame und anhaltende Kühlung von Gelenkverletzungen. Sie können sogar Erfrierungen bewirken. Bringen Sie niemals Kühlelemente oder Eisbeutel direkt auf die Haut auf; dies würde schwerste Gewebeschäden verursachen.
- Bewegen Sie verletzte Gelenke möglichst nicht und bereiten Sie dem Kind nicht unnötig Schmerzen. Betreuen und beruhigen Sie Ihr Kind.
- Sie müssen mit Ihrem Kind zum Arzt gehen, damit eine sichere Diagnose gestellt und es entsprechend behandelt werden kann. Nur der Arzt kann Verletzungen wie Bänderriss oder Gelenkbruch erkennen bzw. ausschließen.

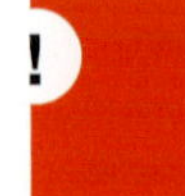

Wichtig
Bei ausgedehnten Weichteilverletzungen ist wegen des hohen Blutverlusts mit der Entwicklung eines Schocks zu rechnen. Sie müssen dann die Maßnahmen bei Schock durchführen (s. S. 68 ff.).

5.3 Knochenbrüche

Das menschliche Skelett

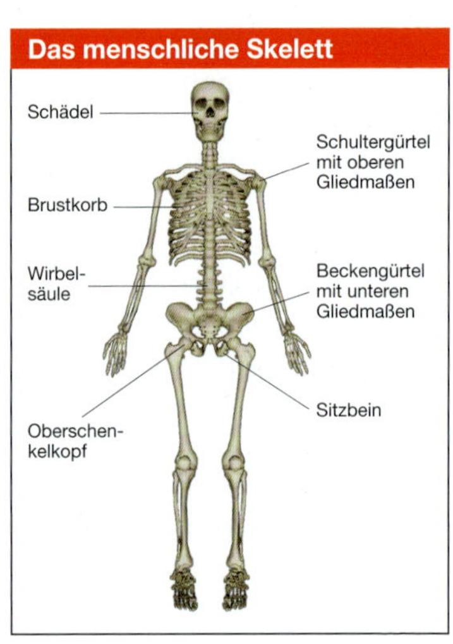

Knochen, Gelenke, Muskeln, Sehnen und Bänder bilden gemeinsam den Stütz- und Bewegungsapparat des Menschen. Bestimmte Knochen, wie die Schädelknochen oder die Knochen des Brustkorbs, schützen wichtige Organe. Die gesunde Knochenstruktur von Kindern ist noch sehr elastisch, gleichwohl stabil, sodass es nicht so schnell zu Knochenbrüchen kommt. Ein Knochenbruch (Fraktur) entsteht meist durch Gewalteinwirkung, z. B. durch einen Sturz oder eine Verdrehung. Eher selten sind sogenannte spontane Knochenbrüche, z. B. Ermüdungsbrüche nach Überlastung oder durch Knochenkrankheiten.

Geschlossene und offene Brüche

Grundsätzlich wird zwischen geschlossenen und offenen Brüchen unterschieden.

- Beim **geschlossenen Bruch** besteht keine äußere Wunde und keine primäre Infektionsgefahr.
- Beim **offenen Bruch** dagegen befindet sich im Bruchbereich eine Wunde: Haut und Muskeln sind verletzt. Gelegentlich ist der Knochen freigelegt und in der Wunde auch erkennbar. Es besteht große Infektionsgefahr mit Komplikationen und negativen Auswirkungen auf den Heilungsprozess.

Typische Anzeichen

- Häufig entsteht im Bereich der Bruchstelle durch die Verletzung von Blutgefäßen eine Schwellung.
- Die Kinder haben starke Schmerzen im Bereich der Bruchstelle.
- Sie werden die betroffene Körperregion gar nicht oder nur eingeschränkt bewegen können bzw. Bewegungen vermeiden und eine **Schonhaltung** einnehmen.
- Für einen Knochenbruch sind abnorme Lage oder abnorme Beweglichkeiten im Bruchbereich sowie Verkürzungen von Gliedmaßen typische Anzeichen.
- Bisweilen bestehen offene Wunden, in denen ggf. Knochenteile erkennbar sind.

Gefahren bei Knochenbrüchen

Die Gefahr bei Knochenbrüchen besteht darin, dass durch den Unfall selbst, aber auch durch unnötige Bewegungen im Nachhinein Nerven und Blutgefäße verletzt werden können. Durch die Schmerzen und das oft unterschätzte Einbluten ins Gewebe kann sich schnell ein Schock entwickeln – und dies bedeutet Lebensgefahr (Schock s. S. 66–69).

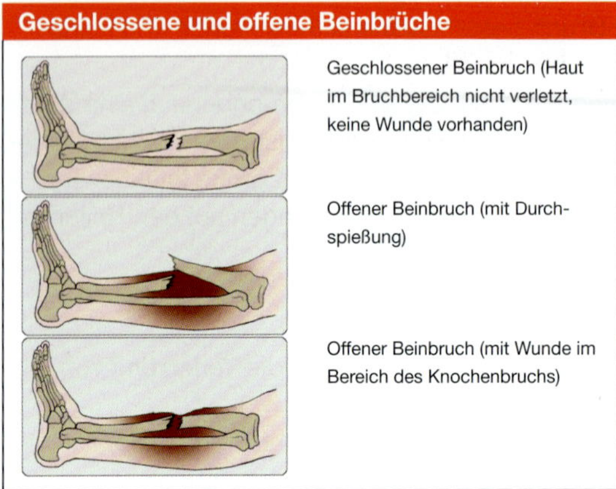

Geschlossene und offene Beinbrüche

Geschlossener Beinbruch (Haut im Bruchbereich nicht verletzt, keine Wunde vorhanden)

Offener Beinbruch (mit Durchspießung)

Offener Beinbruch (mit Wunde im Bereich des Knochenbruchs)

5.3.1 Maßnahmen bei Knochenbrüchen

Verletzte Kinder mit Verdacht auf einen Knochenbruch sollten möglichst wenig bewegt werden. Wenn dort, wo es sich befindet, keine unmittelbare Lebensgefahr für das Kind besteht, sollte es bis zum Eintreffen des Rettungsdienstes nicht unnötig bewegt oder verlagert werden.

So machen Sie's richtig

- **Offene Brüche** müssen Sie wegen der Infektionsgefahr sofort **mit einem möglichst keimfreien Wundverband versorgen**. Dazu verwenden Sie am besten die Wundauflagen oder Verbandtücher aus dem Kfz-Verbandkasten.

- Den Bruchbereich müssen Sie über die angrenzenden Gelenke hinaus mit geeignetem weichem Polstermaterial **ruhig stellen**.
- Zur behelfsmäßigen Ruhigstellung, z. B. am Bein, eignen sich Materialien wie zusammengerollte Decken oder Kleidungsstücke, Kissen, Taschen usw., die sich meist an der Unfallstelle organisieren lassen. Mit diesen Materialien **umpolstern Sie den gebrochenen Körperteil** vorsichtig und **belassen ihn so in der vorgefundenen Lage**. Weiter gehende Maßnahmen sind dem Rettungsdienst zu überlassen.
- **Bei geschlossenen Brüchen** entwickelt sich durch Blutungen ins Gewebe oft eine Schwellung. Um dies zu verhindern, sollte man den Bruchbereich vorsichtig mit kalten Umschlägen, Eisbeuteln oder fertigen Kältepackungen (in ein Tuch gewickelt) **kühlen**.
- Notruf 112/Alarmieren Sie den Rettungsdienst.
- Decken Sie das Kind zu und lagern Sie es flach, allerdings ohne die Beine erhöht zu lagern, bis der Rettungsdienst eintrifft.
- Betreuen und beobachten Sie das Kind.

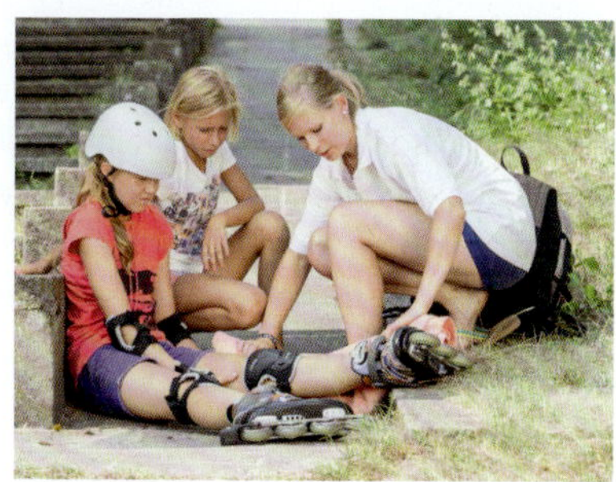

DRK e. V./J. F. Müller

Ein gebrochenes Bein sollten Sie möglichst so belassen wie vorgefunden. Stellen Sie es lediglich mit Polstermaterial ruhig. Bei Knochenbrüchen entfällt das erhöhte Lagern.

Hand-, Arm- und Schulterbrüche

Bei Knochenbrüchen im Schulterbereich – Schlüsselbein und Schultergelenk – aber auch bei Brüchen am Arm und an der Hand soll das Kind seinen verletzten Arm und die Schulter mit der unverletzten Hand fest und ruhig an seinem Körper halten. Es vermeidet damit Bewegungen des Bruchbereichs und lindert auf diese Weise auch seine Schmerzen.

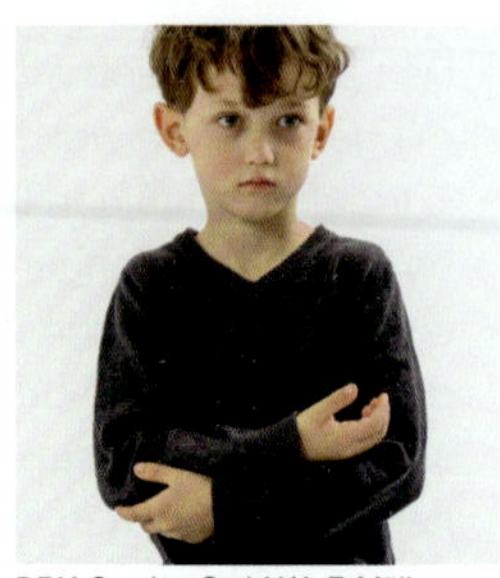

DRK-Service GmbH/J. F. Müller

Rippenbruch

Ein verletztes Kind mit einem Rippenbruch wird wegen seiner starken Schmerzen flach atmen und versuchen, seinen Oberkörper aufzurichten. Eventuell wird das Kind auch Atemnot haben. Lagern Sie das Kind mit erhöhtem Oberkörper auf die verletzte Körperseite. Dies stellt die verletzte Brustkorbseite etwas ruhig und lindert die Schmerzen (zu Brustkorbverletzungen s. S. 65 f.).

Beckenbruch

Starke Schmerzen im Unterbauch und Bewegungsunfähigkeit der Beine nach einer schweren Gewalteinwirkung im Beckenbereich deuten auf einen Beckenbruch hin. Wegen der Möglichkeit starker innerer Blutungen ist mit zunehmendem Schock zu rechnen. Bewegen Sie das Kind möglichst nicht. Die vom Kind oft leicht angezogenen **Beine** können Sie **mit einer Knierolle etwas abstützen** (zu **Bauchverletzungen** s. S. 63 f.).

Wirbelsäulenbruch

Hat ein verunglücktes Kind nach einem entsprechenden Unfall starke Rückenschmerzen und kann es seinen Körper kaum noch bewegen, dann müssen Sie an einen Wirbelsäulenbruch denken. Lähmungserscheinungen mit Gefühllosigkeit an Armen und/oder Beinen sind zum Glück selten. Wenn keine zusätzliche Lebensgefahr besteht, belassen Sie das Kind in der vorgefundenen Lage und bewegen es nicht. Der Rettungsdienst verfügt über Möglichkeiten, Wirbelsäulenverletzte optimal zu stabilisieren und gefahrlos zu transportieren. Sind die Vitalfunktionen bedroht, sind lebensrettende Sofortmaßnahmen (z. B. stabile Seitenlage s. S. 37 ff.) vorrangig durchzuführen.

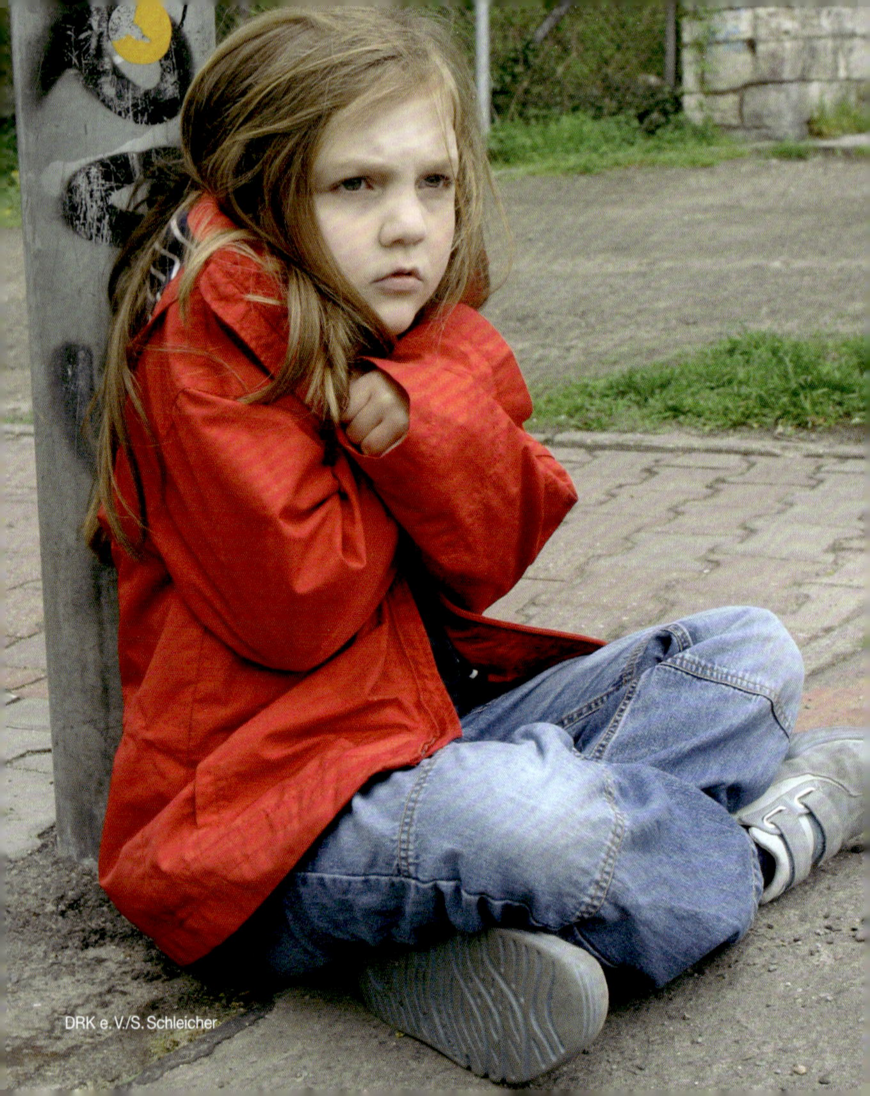

DRK e. V./S. Schleicher

6 Thermische Schädigungen

Sonnenbrände, Überwärmungen, aber auch Unterkühlungen sind für unsere Kleinen besonders gefährlich – ganz zu schweigen von Verbrennungen und Erfrierungen. Dieses Kapitel beschreibt die häufigsten Schädigungen durch thermische Einwirkung und erläutert vorbeugende Schritte sowie Erste-Hilfe-Maßnahmen.

6.1 Schädigung durch Hitze

6.1.1 Maßnahmen bei Sonnenstich

Durch Einwirken von direkter und starker Sonneneinstrahlung über längere Zeit auf den unbedeckten Kopf oder Nacken können das Gehirn und die Hirnhaut gereizt werden und anschwellen. Hierdurch entsteht Druck auf das Gehirn, wodurch die typischen Symptome ausgelöst werden. Besonders anfällig für Sonnenstich sind Kleinkinder und Säuglinge.

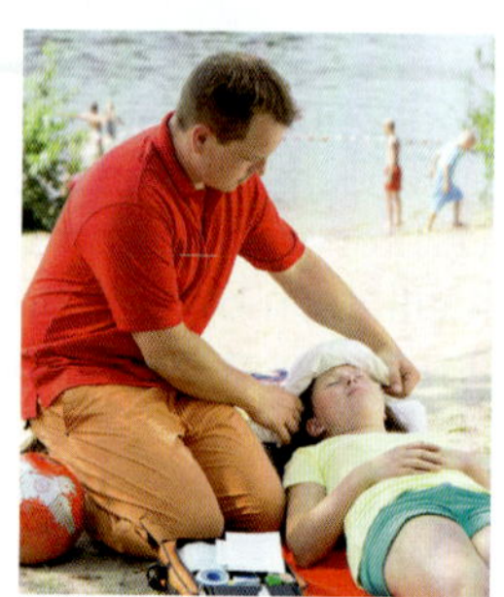
DRK e.V./J. F. Müller

Typische Anzeichen

- Schwindel, Kopfschmerzen, auch Nackensteifigkeit, Übelkeit und Erbrechen sind charakteristisch für einen Sonnenstich.
- Betroffene Kinder haben einen hochroten Kopf und können das Bewusstsein verlieren.

So machen Sie's richtig

- Betroffene Kinder müssen Sie sofort im Schatten flach, aber mit **erhöhtem Kopf lagern**.
- Kühlen Sie den Kopf des Kindes mit feuchten kalten Tüchern, Kühlelementen oder mit Eisbeuteln (Kühlelemente und Eisbeutel nie direkt auf die Haut legen, sondern immer mit einem Tuch umwickeln, sonst können schwere Hautschädigungen auftreten).

- Ist das betroffene Kind bewusstlos, müssen Sie umgehend die stabile Seitenlage (s. S. 37 ff.) durchführen. Alarmieren Sie dann unverzüglich den Rettungsdienst (Notruf 112).

> **Kinder beobachten**
> Bei Sonnenstich kann es mit Verzögerung, also einige Stunden nach der Sonneneinwirkung, plötzlich zu Erbrechen und Fieber kommen. In diesem Fall ist sofort ein (Kinder-)Arzt aufzusuchen, da sich eine Hirnhautentzündung (Meningitis) entwickeln kann.
>
> !

6.1.2 Maßnahmen bei Sonnenbrand

Ein intensiver Sonnenbrand ist eine Verbrennung 1. Grades, manchmal sogar 2. Grades. Er ist nicht nur unangenehm, sondern auch mit schweren Zellschäden der Haut verbunden. Es ist mittlerweile allgemein bekannt, dass damit ein erhöhtes Hautkrebsrisiko verbunden ist. Vor allem bei Kindern haben Sonnenbrände eine sehr schädliche Wirkung. Ihre Haut ist dünner und pigmentärmer und dadurch wenig widerstandsfähig gegen die Sonnenstrahlen; die Gefahr eines Sonnenbrands ist daher bei ihnen besonders groß. Achten Sie vor allem bei Kindern auf den richtigen Sonnenschutz. Lassen Sie Kinder nie uneingecremt und ohne entsprechende Schutzkleidung (Hut, T-Shirt usw.) in die Sonne. Sorgen Sie dafür, dass Ihr Kind nie einen Sonnenbrand erleiden muss!

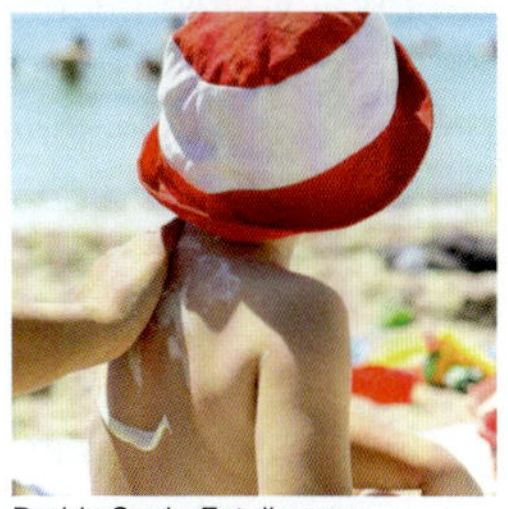

Daddy Cool - Fotolia.com

So machen Sie's richtig

- Bei sehr schweren Sonnenbränden mit Fieber und Schüttelfrost ist eine Arztbehandlung notwendig.
- Zur Linderung des quälenden Sonnenbrands können Sie dem Kind feuchte, kühlende Tücher auf die Haut legen und die Haut mit Feuchtigkeit spendenden Körperlotionen oder auch Salben aus der Apotheke versorgen.
- Die Sonne muss Ihr Kind nach einem Sonnenbrand für mindestens eine Woche meiden.

6.2 Schädigung durch Kälte

6.2.1 Maßnahmen bei Unterkühlung

Ist die Wärmeabgabe des Körpers über einen längeren Zeitraum größer als die Wärmeproduktion, entsteht eine Unterkühlung. Die Körperkerntemperatur sinkt nach und nach unter eine kritische Marke, die bei etwa 32 °C liegt. Klassische Situationen für Unterkühlungen sind der Bergunfall bei plötzlichem Wetterwechsel im Gebirge, Skiunfälle, Lawinenverschüttung im Winter und der Sturz in ein Gewässer mit längerem Aufenthalt in kaltem Wasser. Aber auch Unfallverletzte, vor allem mit Schock, können unterkühlen.

1. Unterkühlungsstadium

Der Körper versucht zunächst, sich gegen die Unterkühlung zu wehren, indem er vermehrt Wärme produziert (u. a. durch Kältezittern). Gleichzeitig wird durch verminderte Durchblutung der Körperoberfläche (Arme, Beine,

Haut) die Wärmeabgabe verringert. Atmung und Kreislauf sind gesteigert, das betroffene Kind ist bei Bewusstsein und zunächst erregt. Später wird es zunehmend ruhiger. In diesem Stadium können auch Ersthelfer eine Wiedererwärmung versuchen.

So machen Sie's richtig

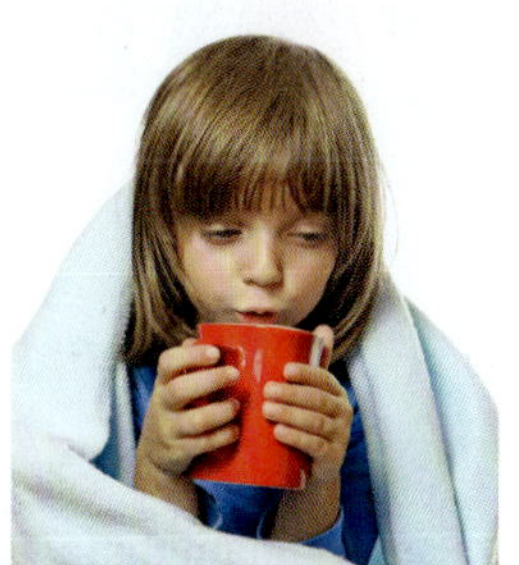

Vera Kuttelvaserova/Fotolia.com

- Bringen Sie das unterkühlte Kind an einen warmen Ort und **wärmen Sie es langsam vom Körperstamm her** auf. Dazu entfernen Sie ggf. zunächst seine nasse kalte Kleidung und wickeln den Körper in warme Decken o. Ä. (Ideal ist auch hier die Rettungsdecke aus dem Kfz-Verbandkasten mit ihren wärmedämmenden und wärmeisolierenden Eigenschaften).
  Info: Kleidung von unterkühlten Kindern sollten Sie nur entfernen, wenn trockene Ersatzkleidung oder Decken zur Verfügung stehen.
- Geben Sie dem Kind, ist es bei Bewusstsein, **warme**, insbesondere gut gezuckerte Getränke (z. B. Tee) zu trinken.
  Info: Eigentlich selbstverständlich: Zum **Aufwärmen** dürfen Sie Kindern (und auch Erwachsenen) keinen Alkohol geben. Alkohol beschleunigt die Unterkühlung.
- Beobachten Sie Bewusstseinszustand, Atmung und Körpertemperatur und vermeiden Sie erneute Kälteeinwirkung.
- Bessert sich der Zustand des unterkühlten Kindes nicht, alarmieren Sie den Rettungsdienst (Notruf 112).

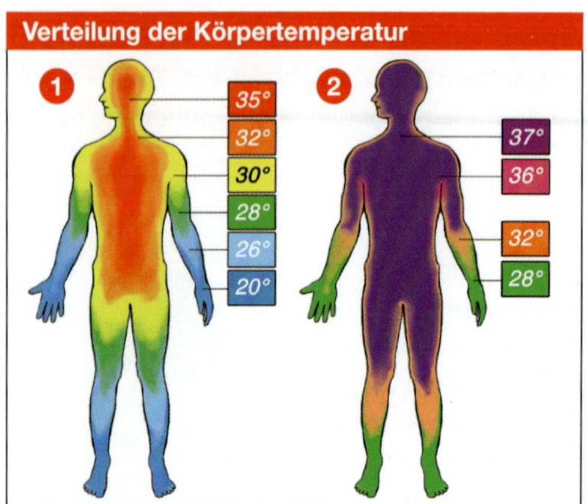

1 Verteilung der Körpertemperatur bei Unterkühlung

2 Normale Wärmeverteilung

2. Unterkühlungsstadium

Der Körper wehrt sich jetzt nicht mehr gegen die Unterkühlung. Die Körperkerntemperatur ist deutlich unter 30 °C gesunken. Das Kind atmet langsamer, die Pulsfrequenz und der Blutdruck sinken. Das Kältezittern ist eingestellt, es tritt Muskelstarre ein. Das Schmerzempfinden lässt nach, das Kind wird zunehmend müde und schließlich bewusstlos. Im weiteren Verlauf können Atem- und Kreislaufstillstand eintreten.

So machen Sie's richtig

- In diesem Stadium sollten Ersthelfer **keine Aufwärmversuche mehr** unternehmen. Die Körpertemperatur würde bei unsachgemäßem Aufwärmen lediglich weiter absinken, in diesem Fall bestünde Lebensgefahr.

- Auch Rettungsversuche, bei denen das Kind starken Bewegungen ausgesetzt ist, sollten unterbleiben. Es besteht die Gefahr, dass die Körperkerntemperatur nochmals absinkt, was den Tod des Kindes zur Folge haben könnte.
- Notruf 112/Alarmieren Sie schnellstens den Rettungsdienst. In den Bergen alarmieren Sie die Bergwacht, an Gewässern die Wasserwacht. Die Wiedererwärmung sollte unter ärztlicher Kontrolle (in der Klinik) erfolgen.
- Bewusstlose Kinder bringen Sie behutsam in die stabile Seitenlage (s. S. 37 ff.) und verhindern Sie ein weiteres Auskühlen durch Zudecken (z. B. mit der Rettungsdecke aus dem Kfz-Verbandkasten).
- Kontrollieren Sie ständig die lebenswichtigen Funktionen (Bewusstsein und Atmung) und führen Sie bei entsprechenden Störungen die lebensnotwendigen Sofortmaßnahmen durch (s. Kapitel 3).

6.2.2 Maßnahmen bei Erfrierungen

Erfrierungen sind örtliche Gewebeschädigungen. Die betroffenen Körperteile, häufig Finger, Zehen, Nase, Ohren und Wangen, sind zunächst bläulich rot, später sehen sie weißgelb (ähnlich wie Brandblasen), noch später weißgrau aus. Sie sind kalt, zunächst weich und schmerzhaft, später hart und gefühllos. Die Folgeschäden mit Blasenbildung und absterbendem, schwarzem Gewebe treten erst nach vielen Stunden auf.

So machen Sie's richtig

- Notruf 112/Alarmieren Sie den Rettungsdienst.
- **Die erfrorenen Körperregionen** dürfen Sie **nicht bewegen**.

- Sie können eigene Körperwärme spenden. Führen Sie jedoch **keine aktive Wärme** – wie Wärmflasche o. Ä. – zu. Weiteres obliegt der klinischen Behandlung.
- Erfrorene Körperstellen bedecken Sie möglichst keimfrei.

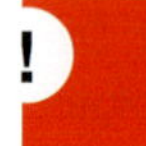

Wichtig
Da mit Erfrierungen meist auch eine allgemeine Unterkühlung verbunden ist, haben die Maßnahmen der Wiedererwärmung Vorrang.

6.3 Verbrennungen/Verbrühungen

Verbrennungen sind schmerzhafteste, äußere Verletzungen mit Auswirkungen auf den gesamten Organismus. Wie auch bei Verbrühungen verursachen hohe Temperaturen schwere Schädigungen der Haut und des tiefer liegenden Gewebes. Verbrennungen können zum Schock führen.

Durch das Kühlen von Verbrennungen wird lediglich ein sehr kurzfristiger, schmerzlindernder Effekt erzielt. Da bei großflächigen Verbrennungen aber die Gefahr der Unterkühlung groß ist, sollten größere verbrannte Körperoberflächen nicht gekühlt werden.

Durch den Verlust der Haut und ihrer Schutzfunktion ist bei Verbrennungsopfern die Wärmeregulation des Körpers gestört. Die dadurch entstehende Kreislaufbelastung kann sehr viel problematischer sein als die durch

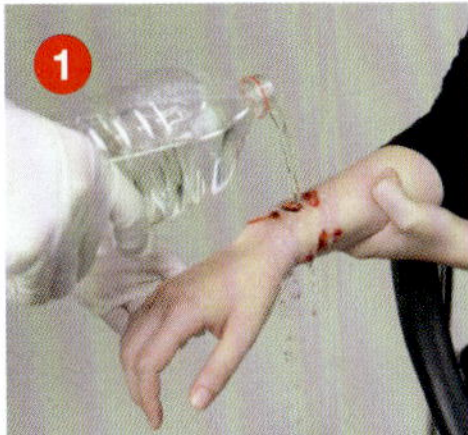

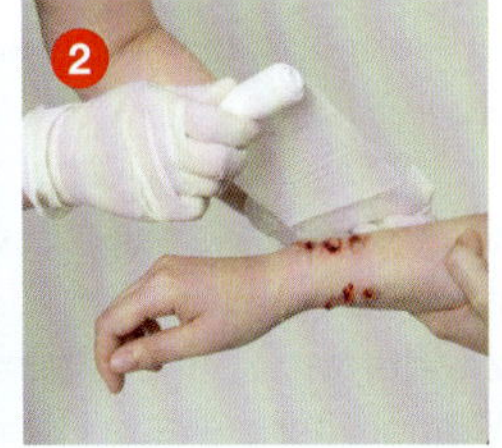

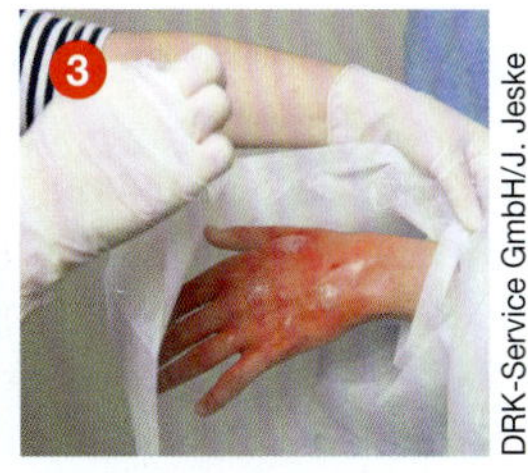

DRK-Service GmbH/J. Jeske

1 Verbrennungen 1. und 2. Grades können mit Rötungen und Blasenbildung einhergehen.

2 Aufgrund der Infektionsgefahr sollten Sie die betroffene Stelle möglichst keimfrei locker umwickeln/bedecken, z. B. mit einem sterilen Verbandtuch.

3 Wichtig: Brandblasen dürfen Sie auf keinen Fall öffnen. Bei allen Verbrennungen ist eine Arztbehandlung ratsam.

die Verbrennung entstandenen Haut- und Gewebeschäden. Eine Auskühlung ist unbedingt zu vermeiden.

Um den Effekt der Schmerzlinderung zu erzielen, kühlen Sie kleinflächige Verbrennungen an Armen und Beinen sofort mit möglichst fließendem (Leitungs-)Wasser. Als Maßeinheit für kleinflächige Verbrennungen gilt hier die Größe der Handfläche des Betroffenen. Die Hand ist die wohl am häufigsten verbrannte Stelle am Körper. Eine Schmerzlinderung wird am besten erreicht, wenn die Kühlung sofort/unmittelbar erfolgt. Die Flüssigkeit darf nicht eiskalt sein.

6.3.1 Maßnahmen bei Verbrennungen/Verbrühungen

So machen Sie's richtig

- Brennende Kleidung können Sie mit **Wasser löschen**. Gegebenenfalls ersticken Sie die Flammen mit einer **Decke** o. Ä.
- **Zur sofortigen Schmerzlinderung** können kleinere Verbrennungen an Armen und Beinen, die nicht größer als eine Handfläche sind, sofort mit möglichst fließendem (Leitungs-)Wasser gekühlt werden. Begrenzen Sie die Kühlung auf die verbrannten Stellen.
- Keinesfalls sollten großflächige Verbrennungen und Verbrennungen am Körperstamm gekühlt werden, da es hierdurch zu einer Unterkühlung des Körpers kommen kann, die unbedingt vermieden werden muss. Achten Sie also darauf, dass keine Unterkühlung entsteht.
- Im Gesicht kann mit feuchten Tüchern gekühlt werden, wobei die Atemwege immer frei sein müssen.
- Wundversorgung: Die Brandwunde sollte keimarm bedeckt werden, z. B. wird sie mit einem Verbandtuch (aus dem Verbandkasten) locker umwickelt.
- Bei Verbrühungen ist die Kleidung möglichst rasch, aber vorsichtig zu entfernen.
- Notruf 112/Alarmieren Sie möglichst schnell den Rettungsdienst.
- **Brandblasen** dürfen Sie **nicht öffnen**!
- Reißen Sie eingebrannte oder mit der Haut verklebte Kleidung nicht heraus, sondern schneiden Sie die Kleidung außerhalb der Wunde mit einer Schere ab.
- Decken Sie das Kind zum Wärmeerhalt vorsichtig zu. Am besten nutzen Sie zu diesem Zweck die Rettungsdecke aus dem Kfz-Verbandkasten.

- Hat das Kind Schockanzeichen, müssen Sie die Beine etwas erhöht lagern.
- Das Kind ist bis zur Übergabe an den Rettungsdienst ständig zu betreuen und zu beobachten. Umsorgen Sie es, wirken Sie beruhigend auf das Kind ein und schirmen Sie es ggf. gegen unliebsame äußere Reize ab.
- Bei schweren, großflächigen Verbrennungen und bei Gesichtsverbrennungen sind Atem- und Kreislaufstörungen zu erwarten. Beobachten Sie deshalb ständig Bewusstsein, Atmung und Kreislauf.

Wichtig

Bei Verbrennungen und Verbrühungen sind alle Arten von Hausmitteln verboten. Es werden nur kleine Verbrennungen gekühlt. Eine Schmerzlinderung wird nur dann erreicht, wenn die Kühlung sofort erfolgt.

!

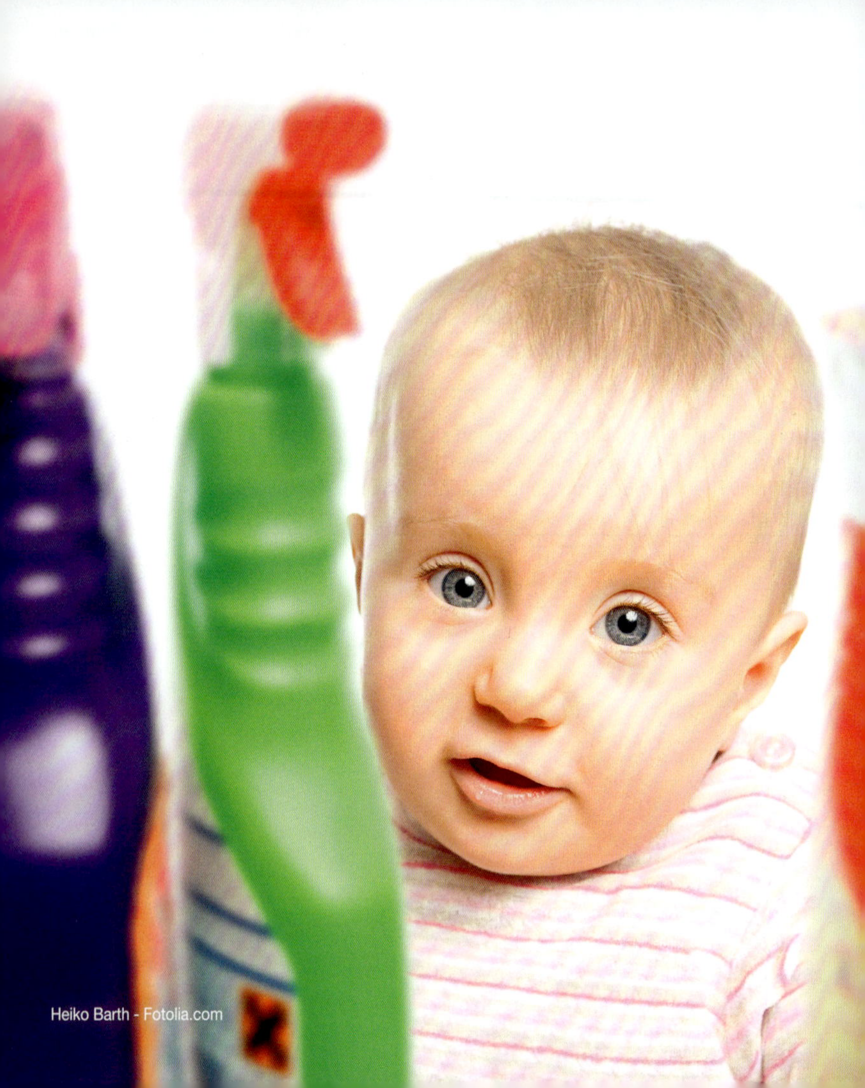
Heiko Barth - Fotolia.com

7 Vergiftungen und Verätzungen

Sie sind ja so verführerisch – all die leuchtend bunten Flaschen, Dosen und Behälter im Haushalt. Ihre Inhalte duften oft verheißungsvoll und wirken auf Kinder ebenso einladend wie die verlockend farbenfrohen Bonbons in Omas Nachtschränkchen. Dieses Kapitel behandelt die wichtigsten Formen von Vergiftungen und Verätzungen und die gebotenen Erste-Hilfe-Maßnahmen. Doch am besten ist es, vorzubeugen und den findigen Nachwuchs erst gar nicht in Versuchung zu bringen: Chemikalien und Arzneimittel sind Verschlusssache!

7.1 Vergiftungen

Vergiftungsnotfälle sind weitaus häufiger, als allgemein angenommen wird. Vor allem Kinder sind oft die Leidtragenden. Ihre **Schluckneugier**, insbesondere im zweiten Lebensjahr, begünstigt diese traurige Tendenz. Oft ist eine, wenn häufig auch kurzzeitige, Krankenhausbehandlung nötig. Dennoch sterben jährlich Kinder an den Folgen einer Vergiftung. Haushaltschemikalien und Drogerieartikel sind die größte Gefahrenquelle. Giftstoffe kann man grob in die folgenden Gruppen unterteilen:

- Chemische Stoffe, Haushaltschemikalien
- Arzneimittel
- Pflanzenschutz- und Schädlingsbekämpfungsmittel
- Giftige Pflanzen, Beeren, Pilze
- Verdorbene Lebensmittel

Jede dieser Gruppen enthält mehrere Hundert, manche sogar mehrere Tausend verschiedene giftige Stoffe.

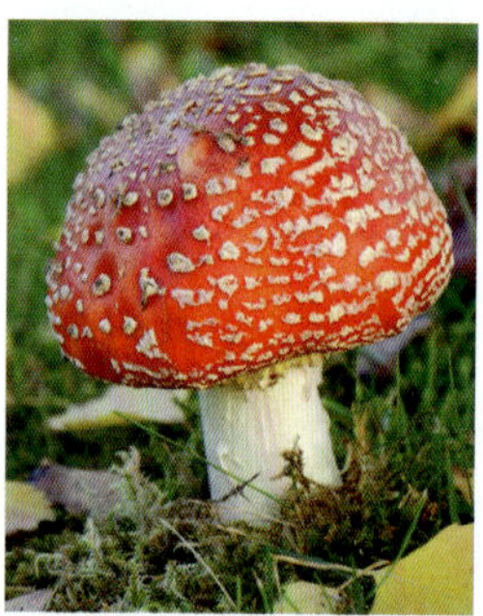

EinAugenblick - Fotolia.com

!

Hinweis
Gemäß Gefahrstoffverordnung (GefStoffV) müssen Behälter, die gefährliche Chemikalien enthalten, mit einem Gefahrensymbol gekennzeichnet sein. Ebenso sind auf den Behältern Gefahrenhinweise und Sicherheitsratschläge aufzudrucken. Sie können bei einem Unfall erste Informationen für die Erste Hilfe geben.

Vor allem Kinder sind gefährdet

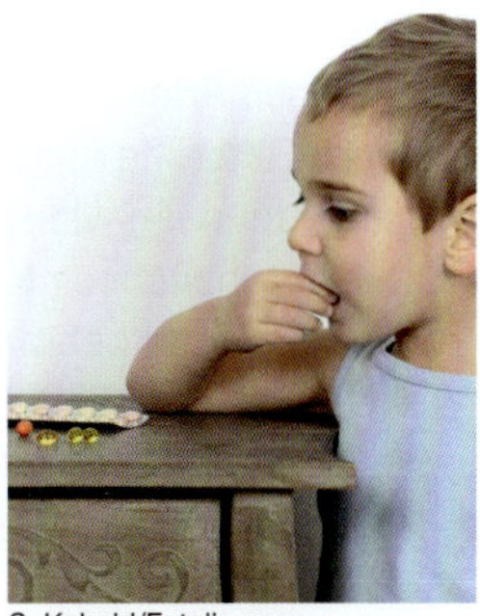
S. Kobold/Fotolia.com

Der Entdeckungsdrang unserer Kinder macht sie besonders anfällig für Vergiftungen. Sie neigen dazu, alles zu versuchen oder auszuprobieren. Ihr Drang, den Erwachsenen etwas nachzumachen (z. B. Medikamenteneinnahme oder der Umgang mit einer Zigarette), kann schlimme Folgen haben. Da gibt es die Verführung, die von bunten Spül- und Reinigungsmittelflaschen und deren Inhalten ausgeht oder von schönen bunten Pillen, die wie Bonbons aussehen. Dies sind nur einige Beispiele für häufige Unfallursachen. Kleinkinder stecken vieles in den Mund, weil sie in dieser Entwicklungsstufe Dinge und Gegenstände mit dem Mund untersuchen. Ihr Geschmackssinn ist noch nicht so ausgeprägt wie bei Erwachsenen. Sie essen daher auch Dinge, die schlecht schmecken. So geht ein Teil der Vergiftungen bei Kindern auf das Konto giftiger Pflanzen.

Entscheidend für die Schwere der Schädigung sind Giftart, Giftmenge, Konzentration und Einwirkungsdauer der Giftstoffe. Aber auch das Alter, das Körpergewicht und die Widerstandskraft des betroffenen Kindes sind von Bedeutung. Daher kann eine bestimmte Giftmenge oder Konzentration bei einem Erwachsenen noch relativ harmlos sein, für ein Kind jedoch eine tödliche Dosis bedeuten.

Wichtig

Bewahren Sie Giftstoffe – Chemikalien, Reinigungsmittel, Medikamente, Pflanzenschutzmittel usw. immer so auf, dass sie für Kinder unzugänglich sind. Füllen Sie keine Giftstoffe in Getränkeflaschen ab.

!

Symptome richtig deuten

Das Gift gelangt bei Kindern überwiegend über den Verdauungstrakt in den Körper. Aber auch über die Atemwege und die Haut können bestimmte Giftstoffe aufgenommen werden.
Entscheidend ist, wie schnell erste Anzeichen einer zunächst noch unklaren Gesundheitsbeeinträchtigung in einen Zusammenhang mit einer möglichen Vergiftung gebracht werden.

- Übelkeit, Erbrechen, Bauchschmerzen, Durchfall, Atem- und Kreislaufbeschwerden, Schweißausbrüche, Schwindel, Krämpfe, Bewusstseinstrübung bis hin zu Atem- und Kreislaufstillstand sind die wichtigsten Anzeichen.
- Insbesondere bei Kindern erfordert es oft viel geduldiges Befragen, bis die Ursache für einen unklaren Befund (beispielsweise Bauchweh) ermittelt ist.

7.1.1 Maßnahmen bei Vergiftungen

So machen Sie's richtig

- Beachten Sie Ihren Eigenschutz (z. B. bei Gasen, Kontaktgiften), tragen Sie Einmalhandschuhe.
- Überprüfen Sie zunächst Bewusstsein, Atmung und Kreislauf des betroffenen Kindes und führen Sie, **falls notwendig, lebensrettende Sofortmaßnahmen** (Seitenlage, Wiederbelebung usw.) durch.
- Notruf 112/Alarmieren Sie möglichst schnell den Rettungsdienst.
- Rufen Sie anschließend ggf. eine der Giftinformationszentralen an, bei Kindernotfällen z. B. die Universitätsklinik in Berlin unter der Nummer 030 19240.

- Decken Sie das Kind warm zu (Rettungsdecke).
- Beobachten, betreuen und beruhigen Sie das Kind bis zum Eintreffen des Rettungsdienstes.
- Ohne Anweisung einer kompetenten Stelle, wie etwa einer Giftinformationszentrale (s. S. 132 f.) oder eines Arztes, sollten Sie dem betroffenen Kind **nichts zu trinken geben**, insbesondere keine Milch.
- Auch das Herbeiführen von Erbrechen ist nicht immer nützlich. Insbesondere bei Kleinkindern und Kindern und nach der Einnahme von ätzenden oder Schaum bildenden Stoffen sollte **Erbrechen nicht ohne Rücksprache mit dem Arzt oder der Giftinformationszentrale** herbeigeführt werden.
- Bei Störungen des Bewusstseins dürfen Sie auf **keinen Fall Erbrechen herbeiführen**, da akute Erstickungsgefahr besteht.
- Erbricht das Kind von sich aus, dann leisten Sie ihm unterstützende Hilfe, z. B. indem Sie seinen Kopf halten.
- Besondere Vorsicht ist bei Vergiftungen durch Schädlingsbekämpfungsmittel angeraten. Manche dieser Mittel greifen das Nervensystem an und können zu Atem- und Herz-Kreislauf-Stillstand führen. Da es sich um sogenannte **Kontaktgifte** handelt, ist der Ersthelfer bei der Hilfeleistung selbst gefährdet. Bei der Versorgung von Vergifteten sollten Sie daher **Handschuhe tragen**. Ist eine Beatmung erforderlich, sollte diese zur eigenen Sicherheit möglichst mit einem Beatmungsgerät erfolgen, damit der unmittelbare Kontakt zum Vergifteten vermieden wird.

Beachten Sie !

Milch ist bei Vergiftungen oft schädlich. Die Durchlässigkeit des Magen-Darm-Trakts wird durch die chemischen Eigenschaften der Milch noch erhöht und das Gift gelangt dadurch noch schneller in den Blutkreislauf.

7.1.2 Informationen bei Vergiftungen

Wenn Sie sich bei einem Unglücksfall nicht sicher sind, ob ein eingenommener Stoff giftig ist oder nicht, können Sie über eine Giftinformationszentrale nähere Informationen erhalten. Im Folgenden sind die Informationszentralen für Vergiftungsfälle aufgelistet. Die übergeordnete Giftinformationszentrale – insbesondere bei Kindernotfällen – befindet sich an der Universitätsklinik in Berlin.

Informationszentralen für Vergiftungsfälle in der Bundesrepublik Deutschland

Berlin	Telefon 030 19240
Bonn	Telefon 0228 19240
Erfurt	Telefon 0361 730730
Freiburg	Telefon 0761 19240
Göttingen	Telefon 0551 19240
Homburg (Saar)	Telefon 06841 19240
Mainz	Telefon 06131 19240
München	Telefon 089 19240

!

Die sechs W-Fragen bei Vergiftungen

Wer?	Wer ist vergiftet? (Alter und Gewicht)
Womit?	Welches Gift wurde genommen? (Giftstoffbeschreibung)
Wieviel?	Wie hoch ist die Menge bzw. Konzentration des eingenommenen Giftstoffes?
Wann?	Wann genau wurde das Gift aufgenommen?
Welche?	Welche Vergiftungsanzeichen sind erkennbar?
Was?	Was wurde bereits an Erste-Hilfe-Maßnahmen eingeleitet?

> **Giftinformationszentren**
> Giftinformationszentren sind in fast allen Bundesländern eingerichtet. Sie geben, wenn sie die erforderlichen Informationen – z. B. über die Giftart, Giftmenge, Konzentration, Vergiftungsanzeichen, Alter und Gewicht des Betroffenen usw. – erhalten, Hinweise auf durchzuführende Erste-Hilfe-Maßnahmen. Die Rufnummern finden Sie auf S. 132 oder Sie erfahren sie über die Telefonauskunft. Eines der Giftinformationszentren speziell für Kindernotfälle befindet sich an der Universitätsklinik in Berlin und ist unter der folgenden Telefonnummer ständig zu erreichen:
>
> **0 30 / 19 24 0**

!

7.2 Verätzungen

7.2.1 Maßnahmen bei Hautverätzungen

Ätzstoffe können gasförmig, flüssig oder fest sein. Bei Laugenverätzungen ist die Haut eher aufgequollen, weißlich und feucht. Bei Säureverätzungen ist sie dagegen eher trocken mit weißer, gelbbrauner und schwarzer Schorfbildung. Verätzungen sind sehr schmerzhaft.

So machen Sie's richtig

- Hilfe bringt die Beseitigung oder zumindest die Verdünnung der Stoffe. Sie müssen zunächst die mit Säure oder Lauge benetzten **Kleidungsstücke** (ggf. auch Schuhe und Strümpfe) entfernen. Achten Sie darauf, dass Sie sich nicht selbst verätzen (indem Sie z. B. säurefeste Handschuhe tragen).

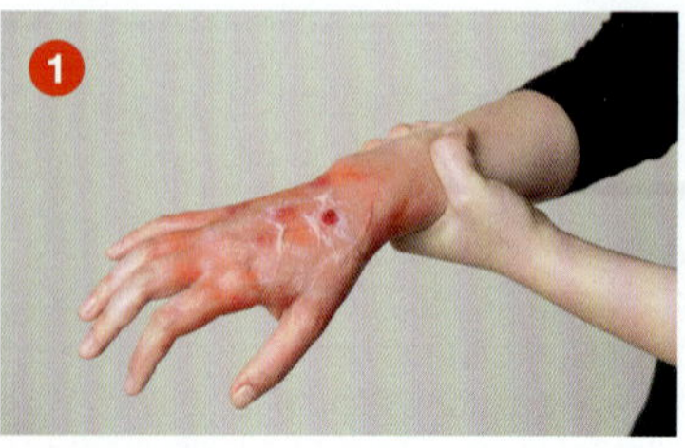

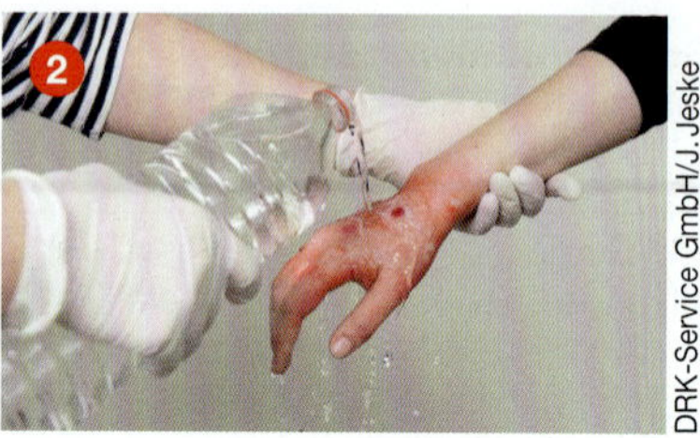

DRK-Service GmbH/J. Jeske

1 Verätzungen können sehr schmerzhaft sein, deshalb müssen Sie sofort handeln.

2 Halten Sie die Stelle so unter fließendes Wasser, dass andere Körperteile nicht geschädigt werden.

- Danach sollten Sie die betroffenen Körperstellen **sofort unter fließendem handwarmen Wasser gründlich spülen**, bis die Schmerzen nachlassen.
- Verbinden Sie die Wunden möglichst keimfrei.
- Notruf 112/Alarmieren Sie den Rettungsdienst.

7.3 Gefahren durch Haushaltschemikalien und Arzneimittel

Einige Haushaltschemikalien und Arzneimittel, die häufiger zu Vergiftungen führen, werden im Folgenden detaillierter beschrieben. Wurden bisher die allgemeinen Maßnahmen bei Vergiftungen erläutert, finden Sie hier weitergehende, spezielle Hinweise und Erste-Hilfe-Maßnahmen zu Vergiftungen mit:

- Spül- und Waschmitteln
- Verdünnern, Lösemitteln, Lampenölen

Auf den Verpackungen und den Behältnissen von Haushaltschemikalien befinden sich meist Gefahrenhinweise, Sicherheitsratschläge und konkrete Verhaltensmaßregeln zur Ersten Hilfe.

Spül- und Waschmittel

Spül- und Waschmittel werden wegen ihrer attraktiven Farbe und ihres angenehmen Geruchs von Kleinkindern häufiger geschluckt. Die größte Gefahr ist die Schaumbildung im oberen Verdauungstrakt. Der aufsteigende Schaum gelangt leicht in die Lunge. Dort verschließt der Schaum die Lungenbläschen und löst eine heftige Entzündungsreaktion aus, die letztlich tödlich verlaufen kann. Einige Reinigungsmittel sind reizend oder gar ätzend.

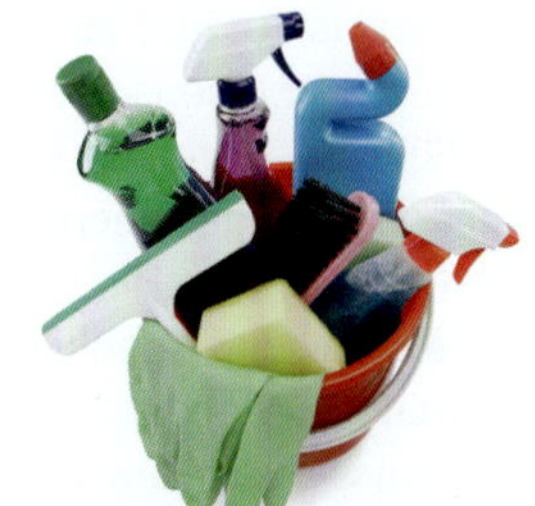

IFP/iStockphoto.com

So machen Sie's richtig

- Kein Erbrechen herbeiführen und nichts zu trinken geben! Wasser würde die Schaumbildung nur verstärken.
- Das Kind benötigt dringend Medikamente gegen die Schaumbildung. Sie sollten daher schnellstens den Rettungsdienst (Notruf 112) alarmieren.
- Das Kind muss auf jeden Fall in eine Klinik, da die Schädigungen in der Lunge unter Umständen noch nach Stunden lebensbedrohlich werden können. Im Zweifel rufen Sie eine Informationszentrale für Vergiftungen (s. S. 132 f.) an.
- Zu allgemeinen Maßnahmen bei Vergiftungen s. S. 130 f.

Verdünner, Lösemittel, Lampenöle

Verdünner und Lösemittel enthalten meist organische Kohlenwasserstoffe – teilweise chloriert – die relativ leicht verdampfen. Beim Umgang mit ihnen muss für eine gute Lüftung gesorgt werden. In schlecht belüfteten Räumen kann es durch Einatmen zu Übelkeit, Kopfschmerz, Benommenheit, schließlich zu Bewusstlosigkeit mit nachfolgenden Atem- und Kreislaufkomplikationen kommen. Die Lösemittel können auch zur Sucht führen (**Schnüffelstoffe** sind oft Einstiegsdrogen). Lösemittel-Luft-Gemische sind häufig auch brennbar und stellen bei höheren Konzentrationen eine ernste Explosionsgefahr dar.

Eine Sonderstellung nehmen die Vergiftungen mit Lampenölen ein. Das Bundesinstitut für Risikobewertung (BfR) warnt regelmäßig vor den in Kindeshand lebensgefährlichen Lampenölen. Während die Verkaufsbehälter über eine Kindersicherung und Warnhinweise verfügen, sind die Öllampen nicht gesichert und somit auch für Kleinkinder zugänglich. Vom gesundheitlichen Risiko her ähnlich zu bewerten wie das Lampenpetroleum sind die flüssigen Grillanzünder auf Paraffin- oder Petroleumdestillatbasis. In den letzten Jahren traten diese Vergiftungsnotfälle vermehrt auf. Flüssige Grillanzünder werden häufig während eines Grillfestes geschluckt, da Kleinkinder sie oft mit Mineralwasser verwechseln.

Beim Verschlucken **gleiten** Verdünner, Lösemittel und auch Lampenöle entlang den Schleimhäuten in die Lunge. Dort lösen sie heftige Entzündungsreaktionen aus, die tödlich verlaufen können. Viele Kinder entwickeln nach der Aufnahme von Lampenöl eine solche **chemische Lungenentzündung**. Anhaltender Husten mit Atemnot und Sauerstoffmangel sind vordringliche Vergiftungsanzeichen.

So machen Sie's richtig

- Wenn das Kind die oben genannten Stoffe geschluckt hat, sollten Sie auf keinen Fall Erbrechen auslösen!
  Hinweis: Aus dem Magen können Chemikalien in der Klinik relativ gefahrlos herausgespült werden. Beim Erbrechen können sie jedoch zum Teil in die Lunge geraten und dort erheblich mehr Schaden anrichten.
- Notruf 112/Alarmieren Sie den Rettungsdienst und holen Sie anschließend ggf. den Rat einer Giftinformationszentrale ein.
- Bei Vergiftungssymptomen durch Einatmen bringen Sie das betroffene Kind, falls notwendig unter Beachtung des Selbstschutzes, an die frische Luft oder belüften Sie die Räume.
- Vermeiden Sie Zündquellen, betätigen Sie also z. B. keine elektrischen Schalter.
- Zu allgemeinen Maßnahmen bei Vergiftungen s. S. 130 f.

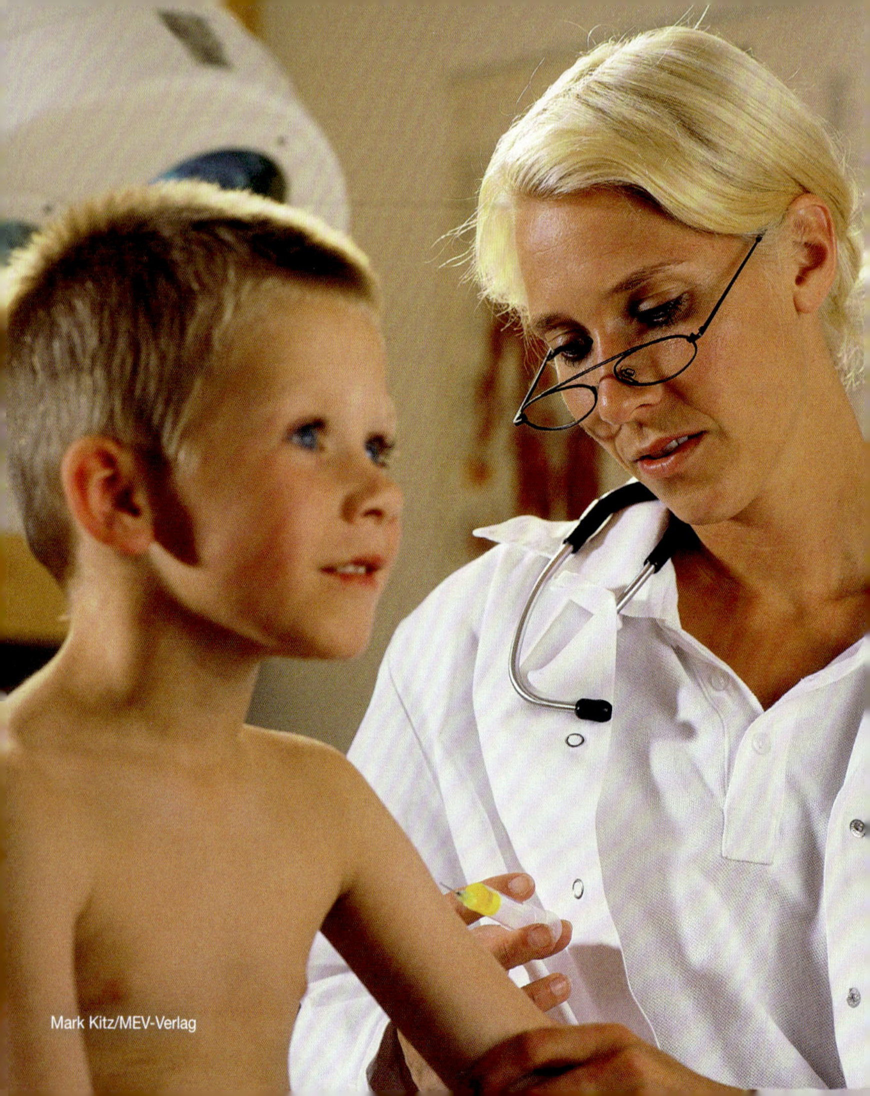

Mark Kitz/MEV-Verlag

8 Infektions- und Kinderkrankheiten

Millionen von Krankheitserregern sind täglich in unserem Organismus unterwegs – allerdings werden wir nicht gleich krank. Das liegt an unserem Immunsystem. Kinder müssen diese körpereigene Abwehr erst aufbauen. In den ersten Monaten genießen Säuglinge noch den Nestschutz der Mutter, d.h. ihre Abwehrstoffe sind von der Mutter „geliehen“ (z. B. hält der Nestschutz für Masern etwa neun Monate lang an). Doch im Anschluss muss sich der kleine Organismus selbst gegen Krankheitserreger aller Art wehren. Dieses Kapitel behandelt Infektionskrankheiten allgemein, aber auch gängige Kinderkrankheiten.

8.1 Allgemeines zu Infektions- und Kinderkrankheiten

Infektionskrankheiten verbreiten sich durch Ansteckung. Die meisten Kinderkrankheiten werden durch Viren (z. B. Masern, Mumps, Röteln, Windpocken) oder Bakterien (z. B. Keuchhusten, Scharlach) verursacht. Diese Unterscheidung ist wichtig, weil Antibiotika wie Penizillin nur gegen Bakterien wirksam sind, nicht jedoch gegen Viren. Manchmal allerdings werden Antibiotika auch im Zusammenhang mit Virusinfekten verabreicht, um eine zusätzliche Infektion durch Bakterien zu behandeln.

8.2 Immunsystem und Schutzimpfung

Das Abwehrsystem des menschlichen Körpers

Das menschliche Abwehrsystem entwickelt sich zum Teil erst nach der Geburt. Der Körper baut durch den Kontakt mit den Erregern nach und nach seine Abwehr auf. Der gesunde, abwehrfähige Organismus wird mit den meisten Krankheitserregern selbst fertig. Er bildet spezielle Antikörper, die gemeinsam mit den vorhandenen Abwehrzellen die Krankheitserreger unschädlich machen.

Das Immunsystem stärken

Es ist erkennbar geworden, dass der menschliche Körper selbst den wesentlichsten Beitrag zur Abwehr von Krankheitserregern leistet. Durch unsere Lebensführung können wir ihn entlasten und unterstützen. Gesunde Ernährung, körperliche Fitness, psychisches Wohlbefinden usw. stärken das Immunsystem unseres Körpers und machen ihn widerstandsfähiger gegenüber Infektionen. Dagegen können Mangelernährung,

> **Hinweis**
> Das Immunsystem besitzt ein Gedächtnis, es speichert Informationen über die Erreger, mit denen es konfrontiert wurde. Noch nach Jahren, manchmal lebenslang, erinnert sich der Körper, wenn er erneut vom Erreger befallen wird und reaktiviert die bereits erprobten Abwehrmechanismen.

unzureichende hygienische Bedingungen, psychische Belastungen, häufige Antibiotika-Einnahme, Drogenkonsum usw. das Immunsystem schwächen.

Die Schutzimpfung

Schutzimpfungen immunisieren den Einzelnen und schützen uns so vor Infektionskrankheiten. Weltweit dämmen Impfprogramme zahlreiche übertragbare Krankheiten und ihre Folgen ein. Moderne Impfstoffe sind in der Regel hoch wirksam und gut verträglich. Beispielsweise durch abgeschwächte oder abgetötete Erreger, die in den Körper gebracht werden, lässt sich sein Immunsystem gleichsam trainieren.

DRK-Service GmbH/C. Ebel

Vorteile der Schutzimpfung

Durch die Gabe von Impfstoffen ist der Körper bereits im Vorfeld gegen bestimmte Infektionskrankheiten gewappnet. Drohenden Komplikationen wird auf diesem Wege vorgebeugt. Darüber hinaus ermöglichen Impfungen neben dem individuellen auch einen kollektiven Schutz, da die Ausbreitung einer Infektion so weit verhindert werden kann, dass selbst Personen, die aus medizinischen Gründen nicht geimpft wurden, indirekt geschützt sind. Auf diese Art und Weise profitiert nicht selten auch das noch ungeborene Leben (z. B. durch Rötelimpfung).

Dank der empfohlenen Schutzimpfungen haben viele Infektionskrankheiten ihren Schrecken verloren; einige sind heute nahezu bedeutungslos. Durch Impfungen erhält der Körper Antikörper bzw. wird das körpereigene Immunsystem angeregt, selbst Abwehrstoffe zu bilden. Für eine gute Abwehrlage sind meist mehrere Impfungen nötig. Deshalb sollten Sie die empfohlenen Impfschritte einhalten.

Impfkalender für Kinder
Die jeweils aktuelle Impfempfehlung wird von der **Ständigen Impfkommission des Robert-Koch-Institutes** regelmäßig aktualisiert. Diesem Gremium gehören führende Infektionsspezialisten Deutschlands an. Durch neue medizinische Erkenntnisse ergeben sich immer wieder Änderungen des Impfkalenders. Daher haben wir in diesem Buch keinen Impfkalender abgedruckt. Aktuelle Informationen erhalten Sie im Internet unter www.rki.de, Stichwort „Impfen“, und bei Ihrem Kinderarzt.

8.3 Die Ansteckungsgefahr (Infektion)

Die Eintrittspforten der Krankheitserreger in den Körper sind u. a. die Atem- und Verdauungswege, Harn- und Geschlechtsorgane, die Haut, Schleimhäute und Wunden. Nach der Art ihres Eindringens lassen sich die Infektionsarten unterscheiden.

Direkte Ansteckung

Direkte Ansteckungsgefahr besteht, wenn Krankheitserreger direkt vom Erkrankten auf eine gesunde Person übertragen werden. Die sogenannte Kontaktinfektion kommt durch direkten Kontakt mit der infizierten Person zustande. Bei einer Tröpfcheninfektion werden die Erreger z. B. über die Atemluft aufgenommen. Krankheitserreger können auch auf dem Blutweg übertragen werden. Dabei gelangt infiziertes Blut über die verletze Haut oder Schleimhäute in den Körper (z. B. bei Hepatitis B).

Indirekte Ansteckung

Indirekte Ansteckungsgefahr besteht, wenn die Erreger über infizierte Gegenstände, z. B. schmutzige Klobrillen, Türklinken o. Ä., übertragen werden. Auch der Verzehr infizierter Lebensmittel (z. B. mit Salmonellen) stellt eine indirekte Infektion dar. Manchmal erfolgt die Infektion über einen Zwischenwirt, wie bei der durch die Zecken verursachten Borreliose.

8.4 Der Verlauf von Infektionen

Ist es zu einer Infektion gekommen, dauert es eine bestimmte Zeit, bis erste Krankheitszeichen auftreten. In dieser Zeit – der Inkubationszeit – vermehren sich die Erreger im Körper und breiten sich im Organismus aus. Die Inkubationszeit ist je nach Krankheit unterschiedlich lang.

Hinweis !
Es kann bereits eine Ansteckungsgefahr bestehen, auch wenn (noch) keine Krankheitssymptome erkennbar sind.

8.4.1 Allgemeine Symptome und Leitsymptome

Infektionskrankheiten beginnen häufig mit unspezifischen, grippeähnlichen Symptomen. Die Kinder leiden an Kopf- und Gliederschmerzen, Abgeschlagenheit, Appetitmangel und manchmal Husten. Sie haben oft erhöhte Temperatur und sind quengelig. Erst im weiteren Verlauf zeigen sich die verschiedenen, typischen Krankheitszeichen, die sogenannten Leitsymptome.

- **Atemwege:** Husten, Auswurf, Atemstörungen, beschleunigte Atmung, Atemgeräusche
- **Kreislauf:** Beschleunigter, schwacher Puls, ggf. Blutdrucksenkung
- **Haut und Schleimhäute:** Hautausschlag, Veränderung der Hautfarbe, Nasenlaufen, Juckreiz, Schwellungen, trockene Haut
- **Verdauungswege:** Bauchschmerzen, Übelkeit, Erbrechen, Blähungen, Durchfall, Stuhlverfärbungen
- **Harn- und Geschlechtsorgane:** Juckreiz, Ausfluss, Brennen, Harndrang, Urinverfärbung
- **Nervensystem:** Kopfschmerzen, Schwindel, Krämpfe, Lähmungen, Bewusstseinstrübung, Bewusstlosigkeit

8.4.2 Allgemeine Maßnahmen bei Infektionen

- Bei Infektionserkrankungen sollten Sie immer rechtzeitig einen Arzt hinzuziehen. Der Arzt legt u. a. fest, ob und wie lange das Kind isoliert werden muss, um eine weitergehende Gefährdung (z. B. der Kinder im Kindergarten) zu vermeiden.

- Der behandelnde Arzt wird bei bestimmten Infektionskrankheiten auch die Gesundheitsbehörde informieren, da diese um das Risiko einer Verbreitung wissen muss (z. B. bei Mumps, Windpocken, Scharlach, Diphtherie usw.).
- Das kranke Kind braucht Ruhe (ggf. Bettruhe), um den **Abwehrkampf** mit den Krankheitserregern durchzustehen. Geben Sie seinem natürlichen Bewegungsdrang jedoch weitestgehend nach.
- Fieber muss beobachtet und ggf. gesenkt werden. Bei anhaltendem hohen Fieber (über 39 °C) geben Sie geeignete Medikamente (meist Zäpfchen, nach ärztlicher Anweisung).
- Auch mit einem alten Hausmittel, den **Wadenwickeln**, kann das Fieber bei Kindern ab sechs Monaten gesenkt werden. Dazu werden zwei Leinen- oder Baumwolltücher in kühles Wasser getaucht und gut ausgewrungen. Die Tücher wickeln Sie um die beiden Unterschenkel des Kindes. Darüber kommt jeweils ein trockenes Baumwolltuch und darauf nochmals ein Tuch aus Wolle (oder Flanell). Nach etwa zehn Minuten sollte das Fieber um 0,5 bis 1 °C gesunken sein. Die Anwendung können Sie nach einiger Zeit wiederholen.

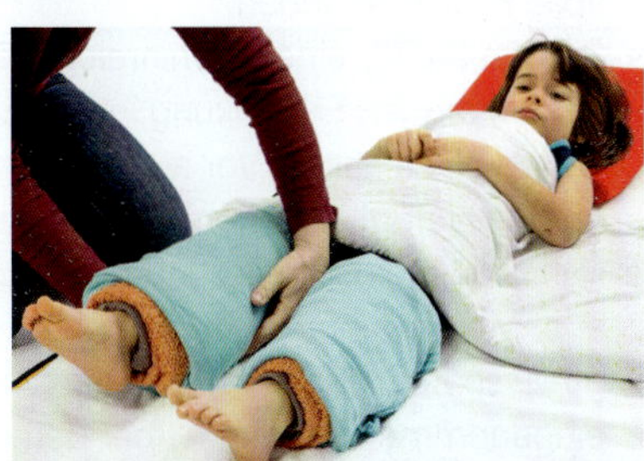
DRK-Service GmbH/J. F. Müller

Hinweis
Die Temperaturmessung wird auf S. 22 ff. des Buches erklärt. !

- Decken Sie ein krankes Kind mit hohem Fieber zu – allerdings nicht zu warm, denn die Wärme soll entweichen können. Sorgen Sie für ausreichende Frischluft, vermeiden Sie jedoch Zugluft.
- Insbesondere bei Fieber und Magen-Darm-Infektionen verliert der Körper große Mengen an Flüssigkeit. Da bei Kindern der Flüssigkeitshaushalt des Körpers schneller aus dem Gleichgewicht gerät, ist die Gefahr einer Austrocknung, wie auch die von Kreislaufstörungen bis hin zum Schock besonders groß. Gleichen Sie den Flüssigkeitsverlust dadurch aus, indem Sie dem Kind reichlich zu trinken geben.
- Selbstverständlich helfen Zuwendung, Liebe, Aufmunterung und Trost dem kleinen Patienten über manch schwere Situation hinweg. Beobachten Sie Ihr Kind eingehend. Ihm fällt es oft schwer, sein Unwohlsein zu lokalisieren. Ihre Angaben jedoch können dem behandelnden Arzt wertvolle Hinweise geben.
- Sorgen Sie für eine vitaminreiche Ernährung. Geben Sie dem Kind bei einer fiebrigen Erkrankung leichte vitaminreiche Kost (Gemüse- und Obstbrei) zu essen. Vor allem Vitamin C (Ascorbinsäure) unterstützt das Immunsystem in seinem Abwehrkampf gegen Keime.
- Führen Sie die Pflege- und Behandlungsanordnungen des Arztes genau aus. Medikamente – insbesondere Antibiotika – müssen oft auch eine gewisse Zeit lang nach dem Abklingen der Krankheitssymptome noch eingenommen werden – über den gesamten vom Arzt angeordneten Zeitraum. Setzen Sie Antibiotika nicht eigenmächtig und vorzeitig ab.
- Schenken Sie Ihrem Kind Ihre ganze Aufmerksamkeit, betreuen und trösten Sie es. Solange Ansteckungsgefahr besteht, darf das Kind nicht in den Kindergarten oder in die Schule gehen. Der Kontakt zu anderen Kindern sollte vermieden werden.

8.4.3 Fieberkrämpfe

Fieberkrämpfe treten am häufigsten im Alter zwischen sechs Monaten und vier Jahren auf. Die Ursachen sind vielfältig, oft ist ein schneller Fieberanstieg über 39 °C der Auslöser. Die Symptome sind mit denen eines epileptischen Anfalls vergleichbar.

Maßnahmen bei Fieberkrämpfen
Eine Arztbehandlung ist unbedingt erforderlich. Lassen Sie abklären, ob eine ernsthafte Infektion hinter dem Fieber steckt. Nicht selten stellt der Fieberkrampf einen Notfall dar. Rufen Sie den Rettungsdienst/Notarzt (Notruf 112). Beobachten und betreuen Sie das Kind, bis der Rettungsdienst eintrifft. Versuchen Sie ggf. das Fieber zu senken. Im Allgemeinen erfolgt die Gabe von fiebersenkenden und krampflösenden Medikamenten nach ärztlicher Anordnung. Auch wenn ein einmaliger Fieberkrampf als harmlos gilt, muss jedes Kind nach dem ersten Anfall neurologisch untersucht werden, um andere Krankheiten, wie z. B. Meningitis, auszuschließen.

8.5 Klassische Kinderkrankheiten

Bei den sogenannten klassischen Kinderkrankheiten kommen dank ausgedehnter Impfprogramme schwerwiegende Erkrankungen wie Diphtherie fast nicht mehr vor. Leider gibt es aufgrund der Impfmüdigkeit der letzten Jahre ein trauriges Comeback bestimmter Erkrankungen. Die folgenden Seiten informieren Sie über Maßnahmen bei Kinderkrankheiten und schwerwiegenden Infektionskrankheiten bzw. Notfällen bei Kindern.

Aktuelle Impfempfehlungen der ständigen Impfkommission des Bundesgesundheitsministeriums (STIKO) finden Sie im Internet unter www.rki.de, unter dem Suchwort „Impfen“.

8.5.1 Windpocken

Windpocken werden durch Viren verursacht und meist über die Luft (Tröpfcheninfektion) übertragen. Ihre hohe Ansteckungsfähigkeit gab der Erkrankung ihren Namen. Windpocken sind zwei Tage vor bis sieben Tage nach dem Auftreten der Bläschen ansteckend.

Kinder aller Altersgruppen, aber auch Erwachsene sind betroffen. In der Regel führt die Erkrankung zu einer lebenslangen Immunität.

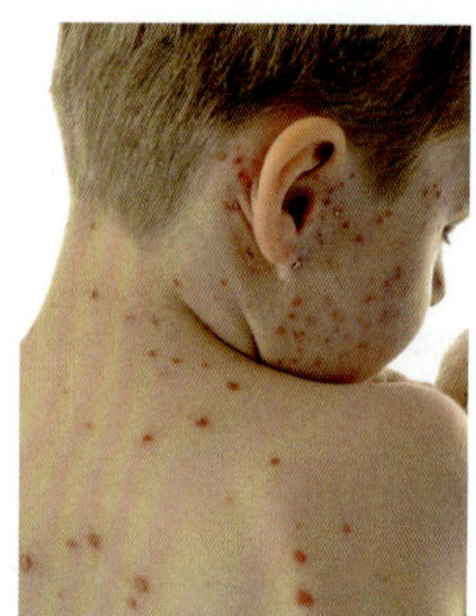

Dan Race/Fotolia.com

- **Inkubationszeit:** ca. zwei bis drei Wochen, selten auch länger.
- **Symptome:** Hervorstechendes Merkmal sind rote Flecken, Papeln, die sogenannten Windpocken (stark juckende Bläschen überall am Körper, meist auch am behaarten Kopf, manchmal auch im Mund), begleitet von Kopf- und Gliederschmerzen, Unwohlsein und Mattigkeit. Da Windpocken in Schüben verlaufen, zeigen sich täglich neue Flecken neben schon bestehenden Bläschen bzw. abheilenden Schorfstellen, so entsteht der sogenannte Sternenhimmel. Erhöhte Temperaturen bis hin zu Fieber über 39 °C treten in den ersten Krankheitstagen häufig auf.

> **Beachten Sie**
> Da Windpocken bei Jugendlichen und im Erwachsenenalter meist schwerwiegender sind als im Kindesalter und die Erkrankung während einer Schwangerschaft Gefahren für das ungeborene Kind bergen kann, ist es sinnvoll, auch ältere Kinder (9–17 Jahre) impfen zu lassen.

!

- Komplikationen mit schweren Gesundheitsschäden (z. B. Lungenentzündung) sind sehr selten.
- **Impfung:** Eine Impfung gegen Windpocken ist ab dem elften Lebensmonat möglich.

Info: Der Erreger verbleibt im Körper und führt bei ungünstigen Begleitumständen (z. B. gestörte Immunabwehr, Stress) zur Folgeerkrankung Gürtelrose (Herpes Zoster).

Maßnahmen bei Windpocken

Neben den allgemeinen Maßnahmen bei Infektionserkrankungen (s. S. 144 ff.) ist vor allem die Ansteckungsgefahr zu beachten. Eine Arztbehandlung ist erforderlich. Der starke Juckreiz kann dazu führen, dass sich die Kinder Wunden kratzen. Diese bluten und vernarben später. Es kann ein Mittel gegen den Juckreiz verabreicht werden. Bei kleineren Kindern lässt sich das Aufkratzen der Hautstellen z. B. durch Tragen von Baumwollhandschuhen vermeiden. Achten Sie auf sorgfältige Hautpflege.

8.5.2 Masern

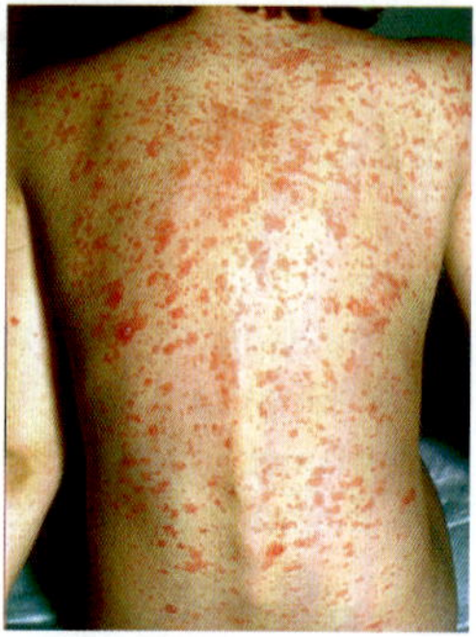

Die Masernerkrankung ist eine Virusinfektion, die über Luft und direkten Kontakt übertragen wird. Ansteckungsgefahr besteht bereits fünf Tage vor Beginn bis vier Tage nach Abklingen des Ausschlags. Der Krankheit folgt eine lebenslange Immunität.

- **Inkubationszeit:** ca. ein bis zwei Wochen.
- **Symptome:** Die erkrankten Kinder haben zunächst allgemeine Symptome wie Unwohlsein, Gereiztheit und Temperaturanstieg. In dieser Phase besteht erhöhte Ansteckungsgefahr.
- Typisch sind auch gerötete Augen (Bindehautentzündung, Lichtscheu) und Schnupfen. Danach entwickeln sich weiße Flecken auf der Zunge, Husten, häufig auch Fieber. Der typische Ausschlag beginnt im Gesicht und hinter den Ohren und breitet sich dann über den ganzen Körper aus. Nach Ausbruch des Hautausschlags dauert die Erkrankung noch ca. eine Woche. Komplikationen sind bspw. Mittelohrentzündung, Lungenentzündung oder die Masern-Enzephalitis mit z. T. tödlichem Verlauf.
- **Impfung:** Eine Impfung gegen Masern ist ab dem elften Lebensmonat möglich. Nach der Impfung bzw. nach durchgemachter Krankheit besteht eine lebenslange Immunität.

Maßnahmen bei Masern

Neben den allgemeinen Maßnahmen bei Infektionskrankheiten (s. S. 144 ff.) ist eine ursächliche Behandlung nicht möglich, da es sich um eine

Viruserkrankung handelt. Allenfalls Mittel gegen Fieber werden gegeben. Nur bei zusätzlichen bakteriellen Entzündungen (Mittelohr, Lunge) werden Antibiotika nach ärztlicher Anordnung verabreicht. Sie sollten Ihr Kind isolieren, damit andere Kinder sich nicht anstecken. Bei Fieber sollte Ihr Kind ausreichend trinken. Einige Kinder reagieren empfindlich auf Licht, dann ist direkte Lichteinwirkung zu vermeiden. In der akuten Phase ist häufig Bettruhe notwendig. Bei starkem Hustenreiz hilft feuchte Raumluft in der Nacht (z. B. feuchte Handtücher aufhängen).

8.5.3 Mumps

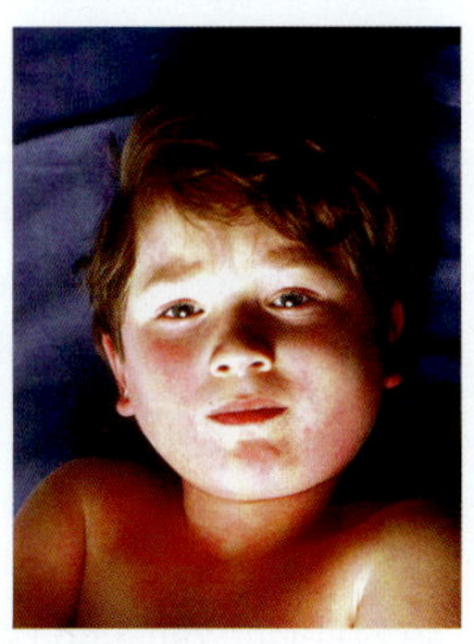

Mumps (Ziegenpeter) ist eine durch virale Tröpfcheninfektion von Mensch zu Mensch übertragene Kinderkrankheit. Ansteckungsgefahr besteht sieben Tage vor dem Auftreten bis neun Tage nach dem Abklingen der Gesichtsschwellung; sie hält bis zum Ende der Erkrankung an. Der Großteil der ungeimpften Kinder erkranken zwischen dem 5. und 15. Lebensjahr. Bei ca. einem Drittel verläuft die Erkrankung unbemerkt (als **grippaler Infekt**) und führt in der Regel zu lebenslanger Immunität.

- **Inkubationszeit:** ca. zwei bis drei Wochen.
- **Symptome:** Die Anzeichen sind Kopfschmerzen, Unwohlsein, Fieber, Schmerzen beim Kauen und Schlucken sowie die charakteristischen Schwellungen und Rötungen vor und unter den Ohren, anfangs auf einer Wangenseite. Später entzündet sich ggf. die andere Ohrspeichel-

drüse. Die Erkrankung hält drei bis acht Tage an. In eher seltenen Fällen kommt es zu Hoden- bzw. Eierstockentzündungen mit späterer Sterilität sowie zu Entzündungen des Innenohrs mit Taubheit, Bauchspeicheldrüsenentzündung oder zu einer Hirnhautentzündung.
- **Impfung**: Es wird eine Kombinationsschutzimpfung (zusammen mit Masern und Röteln) für Kleinkinder ab dem zwölften Lebensmonat empfohlen.

Maßnahmen bei Mumps

Neben den allgemeinen Maßnahmen bei Infektionskrankheiten (s. S. 144 ff.) sollten Sie Ihr Kind bis eine Woche nach Abschwellen der Drüsen isolieren, damit andere Kinder sich nicht anstecken. Bei Fieber geben Sie Ihrem Kind ausreichend zu trinken. Liegt gleichzeitig eine Hodenentzündung vor, sollte Ihr Kind im Bett bleiben, die Behandlung erfolgt nach ärztlicher Anweisung. Die betroffenen Ohrspeicheldrüsen können zur Schmerzlinderung gekühlt werden. Geben Sie dem Kind breiige Nahrung und vermeiden Sie Saures, da die Speicheldrüse sonst vermehrt Speichel produziert. Achten Sie auf eine gründliche Mundpflege.

8.5.4 Röteln

Die Rötelnerkrankung ist eine Virusinfektion, die über die Luft/Tröpfcheninfektion übertragen wird. Die Krankheit ist sieben Tage vor Ausbruch bis sieben Tage nach Auftreten des Hautausschlags ansteckend. Werden schwangere Frauen infiziert, können schwere Schädigungen des Embryos

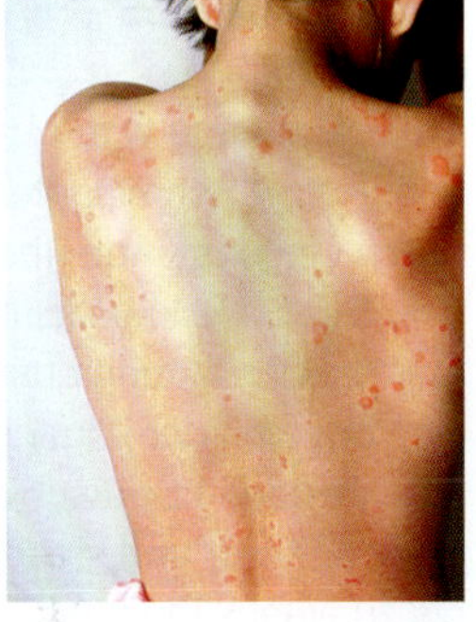

(z. B. Missbildungen an Herz und Gehirn) die Folge sein. Im Allgemeinen verläuft die Infektion unproblematisch. Mit dem Alter nehmen, wenn auch selten, die Komplikationen zu.

- **Inkubationszeit:** zwei bis drei Wochen.
- **Symptome:** Die Anzeichen sind mit einem leichten grippalen Infekt vergleichbar: mäßiges Fieber, Kopfschmerzen, Bindehautentzündung, schmerzhaft geschwollene Lymphknoten und ggf. charakteristischer kleinfleckiger Hautausschlag, der sich im Gesicht beginnend über den gesamten Körper ausbreitet und nach ein bis drei Tagen wieder verschwindet. Die Erkrankung kann allerdings auch ohne Ausschlag verlaufen und wird daher in vielen Fällen nicht bemerkt.
- **Impfung:** Empfohlen wird die Impfung gegen Röteln bei Kleinkindern (Mädchen und Jungen) ab dem zwölften Lebensmonat.

Maßnahmen bei Röteln

Isolieren Sie Ihr Kind, damit sich andere, insbesondere schwangere und ungeimpfte Frauen nicht anstecken. Gönnen Sie Ihrem Kind Bettruhe, es sei denn, Ihr Kind fühlt sich fit genug um aufzustehen. Bei Fieber sollte Ihr Kind ausreichend trinken. Auch die allgemeinen Maßnahmen bei Infektionskrankheiten (s. S. 144 ff.) finden hier Anwendung.

8.5.5 Scharlach

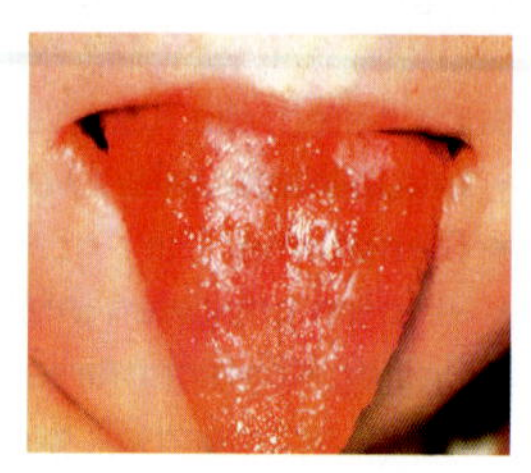

Die Erkrankung wird durch bakterielle Tröpfchen- oder Schmierinfektion, gelegentlich auch durch Gegenstände übertragen. Die Verursacher sind Streptokokken (Bakterien), die auch eine Mandelentzündung auslösen können. Es handelt sich um eine der häufigsten bakteriellen Kinderkrankheiten in Deutschland, die häufig Kinder zwischen vier und sieben Jahren betrifft. Noch bis zu einem Tag nach Beginn der Behandlung mit Antibiotika besteht Ansteckungsgefahr.

- **Inkubationszeit:** ca. zwei bis vier Tage.
- **Symptome:** Die Anzeichen sind ähnlich denen einer Mandelentzündung mit Halsschmerzen, Schluckbeschwerden (die Halslymphknoten sind geschwollen), Angina, Fieber (über 39 °C), Bauchschmerzen und Erbrechen. Der Rachen ist anfänglich feuerrot, die Zunge belegt. Die Zunge wird zunehmend rot (Himbeerzunge). Es kommt zu Lymphknotenschwellungen. Der feinfleckige Scharlachausschlag beginnt am Hals, in den Leisten und den Achselhöhlen und breitet sich über den Körper aus. Nach sechs bis neun Tagen verschwindet der Ausschlag, einige Tage später kommt es zur Abschuppung der Haut, besonders im Bereich der Handinnenflächen und der Fußsohlen. Die Kinder sind von starkem Juckreiz befallen. Neben eitrigen Komplikationen (Entzündungen der Halsweichteile) können in seltenen Fällen als Folge **rheumatisches Fieber** sowie Schäden an Herz, Nieren und Gelenken auftreten.
- **Impfung:** Eine Impfung existiert nicht.

Beachten Sie
Früher war Scharlach eine gefürchtete Kinderkrankheit. Heute entwickelt sie sich kaum noch in ihrem Vollbild. Das liegt daran, dass bei Mandelentzündungen sehr früh Antibiotika eingesetzt werden, die die Krankheit schnell abklingen lassen. Nachteilig ist die ausbleibende Immunität, was eine erneute Erkrankung begünstigt.

!

Maßnahmen bei Scharlach

Eine Arztbehandlung ist dringend erforderlich, manchmal auch ein kurzer Klinikaufenthalt. Es sollte sofort eine Antibiotikatherapie eingeleitet werden; damit nimmt auch die Ansteckungsgefahr relativ schnell (bereits nach einem Tag) ab. Isolieren Sie Ihr Kind, damit andere sich nicht anstecken können. Der häuslichen Pflege kommt eine besondere Bedeutung zu. Die Kinder sind sehr geschwächt und benötigen eine längere Schonung ohne körperliche Belastung. Geben Sie Ihrem Kind reichlich zu trinken. Vor allem in der Nacht treten häufig Hustenanfälle auf; sorgen Sie für kühle und feuchte Raumluft.

8.5.6 Diphtherie

Die Diphtherie galt in Deutschland schon als ausgerottet, tritt aber u. a. auch durch Impflücken und Einschleppung – wenn auch sehr selten – wieder auf. Die Diphtherie ist eine bakterielle Infektion, die überwiegend durch Tröpfchen übertragen wird. Sie ist hochgradig ansteckend. Die Bakterien siedeln sich auf den Schleimhäuten der Atemwege an, wo sie Gifte (Toxine) bilden, die schwere Organschäden verursachen können.

Ansteckungsgefahr besteht bis vier Tage nach Beginn der Antibiotikabehandlung. Wird die Diphtherie nicht oder zu spät erkannt und behandelt, kann es bspw. zu einer Lungenentzündung oder einer Herzmuskelentzündung kommen.

- **Inkubationszeit:** Die Inkubationszeit beträgt ca. zwei bis fünf Tage.
- **Symptome:** Typisch sind Halsschmerzen, Schwellung im Halsbereich, Schluckbeschwerden, Husten und Heiserkeit, süßlicher Atemgeruch und Fieber bis 39 °C. Je nach Lokalisation ggf. blutig-eitriges Nasensekret oder Verengung der Atemwege mit Erstickungsgefahr. Erkennbar sind weißlich bis graue Belege im Rachenraum. Da die Früherkennung hier besonders wichtig ist, sollte man bei diesen Symptomen unverzüglich einen (Kinder-)Arzt konsultieren.
- **Impfung:** Eine Impfung ist ab dem dritten Lebensmonat möglich. Empfohlen wird eine Kombinationsimpfung gegen Diphtherie, Keuchhusten und Tetanus.

Maßnahmen bei Diphtherie

Eine frühzeitig einsetzende medikamentöse Therapie begünstigt den Heilungsverlauf. Es ist umgehend eine Arztbehandlung, meist auch ein Klinikaufenthalt notwendig. Neben den allgemeinen Maßnahmen (s. S. 144 ff.) sollten Sie Ihr Kind isolieren, um Andere nicht zu gefährden. Bei Fieber geben Sie dem Kind ausreichend zu trinken. Die Gabe von fiebersenkenden Medikamenten erfolgt nach ärztlicher Anordnung. Selbstredend braucht der kleine Patient viel Aufmerksamkeit und Trost.

8.5.7 Keuchhusten

Auslöser für den Keuchhusten ist ein Bakterium (Bordetella pertussis). Die Übertragung erfolgt über Tröpfcheninfektion. Die Ansteckungsgefahr besteht bis ca. fünf Tage nach Beginn der Behandlung mit Antibiotika. Im Laufe des Lebens nimmt die Infektionsgefahr deutlich ab. Insbesondere für Säuglinge kann Keuchhusten lebensgefährlich sein, denn die Bakterien entwickeln Gifte, die das Atemzentrum lähmen. Hauptsächlich betroffen sind jedoch Kinder zwischen zwei und fünf Jahren. Etwa ein Drittel aller Erkrankungen wird zum Notfall. Die Krankheit ist tückisch, weil alle Symptome zunächst auf eine normale Erkältung schließen lassen. Der Husten spricht auf hustenstillende Medikamente nicht an und wird zunehmend schlimmer. Es entwickeln sich mehrmals am Tag krampfartige Hustenanfälle.

- **Inkubationszeit:** ca. ein bis drei Wochen.
- **Symptome:** Die Krankheit verläuft in drei Phasen. Die Anfangsphase (erste bis zweite Woche) ähnelt einem grippalen Infekt. Keuchhusten ist in dieser Phase ansteckend; die Temperatur ist leicht erhöht. Danach (dritte bis sechste Woche) treten krampfartige, erstickende Hustenanfälle vor allem nachts auf. Es kommt zu Erbrechen, Nasenbluten und bisweilen zu Blutungen ins Gewebe und am Auge. In den folgenden sechs bis zehn Wochen und noch danach klingen die Symptome mit gewöhnlichem Husten langsam ab.
- **Impfung:** Kinderärzte empfehlen eine Impfung ab dem dritten Lebensmonat. Es besteht nach Impfung oder Erkrankung keine lebenslange Immunität.

Maßnahmen bei Keuchhusten

Keuchhusten ist ein Fall für den Arzt. Dieser legt neben der medikamentösen Therapie auch die Dauer einer möglichen Isolation fest. Beobachten Sie ständig Atmung und Kreislauf des Kindes. Gehen Sie beruhigend und schonend mit dem kranken Kind um und sorgen Sie für eine vitaminreiche Ernährung sowie ausreichende Flüssigkeitszufuhr.

8.6 Vorschlag für eine Hausapotheke

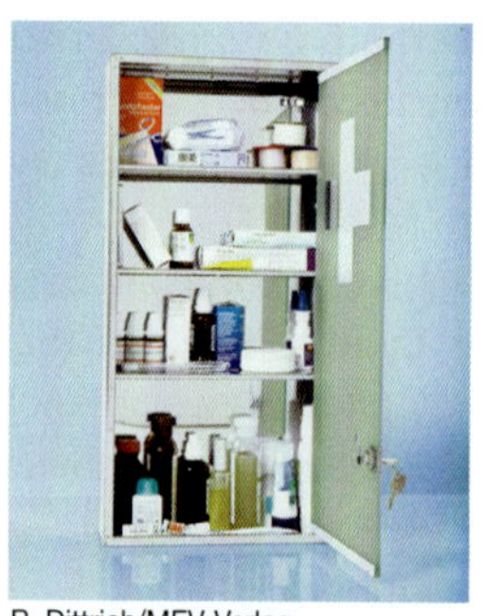

R. Dittrich/MEV-Verlag

Zur Erstversorgung aller größeren und kleineren Unfälle im Haushalt (und im Garten) eignet sich die Hausapotheke. Sie sollte entsprechend bestückt sein und regelmäßig auf Vollständigkeit (bzw. auf eventuelle Verfallsdaten von Medikamenten) überprüft werden. Ein idealer Ort für die Hausapotheke ist übrigens nicht das Badezimmer (wegen seines feuchwarmen Klimas), sondern ein gut zugänglicher Abstellraum oder der Flur (z. B. Wand hinter der Tür). Bitte achten Sie darauf, dass die Hausapotheke für Kinder unzugänglich ist. Es reicht nicht aus, sie hoch zuhängen, sondern sie sollte auch verschließbar sein. Im Folgenden finden Sie einen Vorschlag für die Grundausstattung, die Sie um Ihre persönlichen Medikamente ergänzen sollten. In der Apotheke gibt es spezielle Verbandmittel für Kinder.

1	Heftpflaster	starr	2,5 cm x 5 m
8	Wundpflaster	elastisch	10 cm x 6 cm
2	Verbandpäckchen	mittel (steril)	8 cm x 10 cm
1	Verbandpäckchen	groß (steril)	10 cm x 12 cm
2	Verbandpäckchen	klein (steril)	6 cm x 8 cm
1	Verbandtuch	(steril)	40 cm x 60 cm
1	Verbandtuch	(steril)	60 cm x 80 cm
6	Wundkompressen	(steril)	10 cm x 10 cm
2	Fixierbinden	(Mullbinden)	6 cm x 4 m
2	Fixierbinden	(Mullbinden)	8 cm x 4 m
2	Fixierbinden	elastisch/Kurzzug	8 cm x 4 m
2	Dreiecktücher	weiß	96 x 96 x 136 cm
4	Einmalhandschuhe	groß/nahtlos	
2	Sofortkältepackungen für stumpfe (Sport-)Verletzungen		
1	Medikament gegen Schmerzen		
1	Medikament gegen Fieber (für Kleinkinder in Zäpfchenform)		
1	Rettungsdecke		
1	Fieberthermometer	Digital- bzw. Infrarotfieberthermometer	
1	Erste-Hilfe-Schere	klein	
1	Pinzette	klein	
1	Erste-Hilfe-Ratgeber		

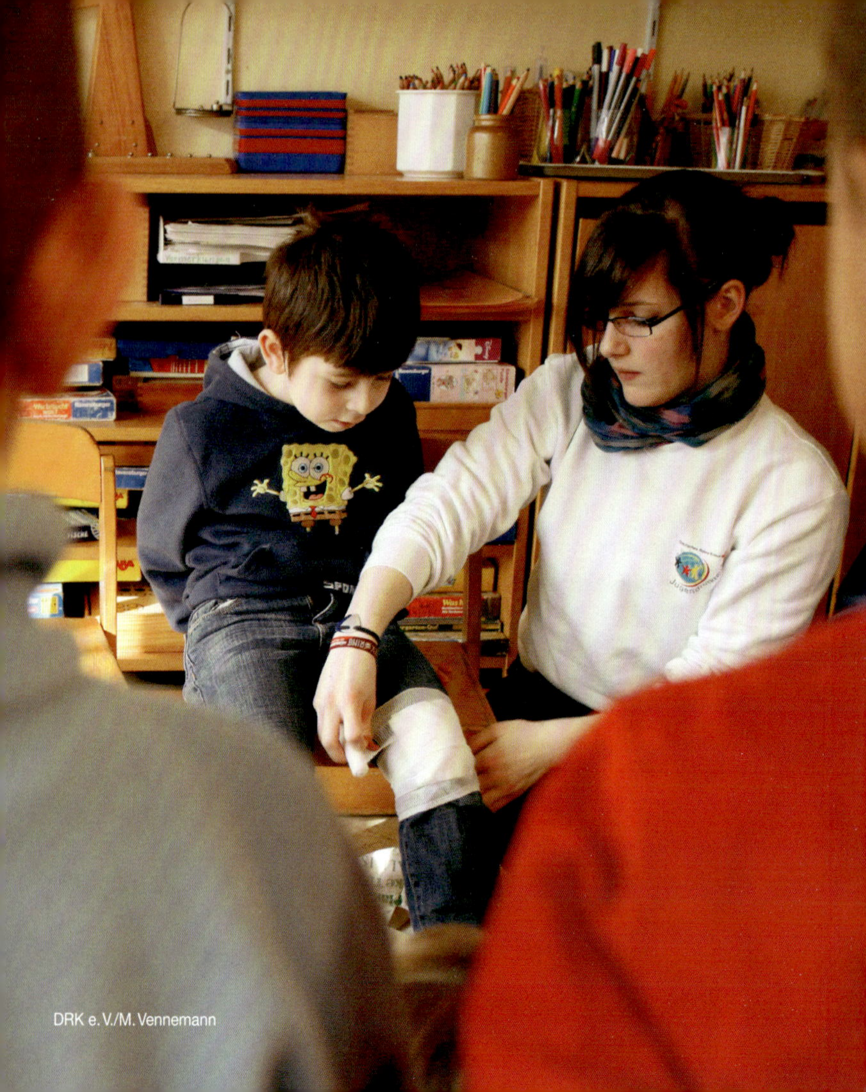

DRK e. V./M. Vennemann

9 Erste Hilfe im JRK

Kinder bedürfen nicht nur häufig Erster Hilfe, Kinder können auch Erste Hilfe leisten. Unter diesem Motto versucht der Jugendverband des Roten Kreuzes – das Jugendrotkreuz – seit einiger Zeit, die Idee und das Ziel des Roten Kreuzes vom lebenslangen Erste-Hilfe-Lernen bereits den Jüngsten nahezubringen.

9.1 Das Jugendrotkreuz (JRK)

Das Jugendrotkreuz (JRK) ist der eigenständige Jugendverband des Deutschen Roten Kreuzes (DRK). Das JRK ist auf partnerschaftlicher Basis mit den anderen Rotkreuz-Gemeinschaften verbunden. Zu den Rotkreuz-Gemeinschaften zählen bundesweit:

- die Bereitschaften,
- die Bergwacht,
- die Wasserwacht,
- das Jugendrotkreuz,
- die Wohlfahrts- und Sozialarbeit.

Alle Bereiche gestalten die Arbeit nach ihren eigenen Ordnungen. Als eigenverantwortlicher Jugendverband bekennt sich das Jugendrotkreuz sowohl zu den im Grundgesetz der Bundesrepublik Deutschland verankerten Grundrechten als auch zu den Grundsätzen der Rotkreuz- und Rothalbmond-Bewegung. Die herausragenden Ziele der Arbeit des JRK sind:

- Soziales Engagement
- Einsatz für die Gesundheit und Umwelt
- Handeln für Frieden und Völkerverständigung
- Politische Mitverantwortung

Diese Zielsetzungen sichern allen in der Jugendrotkreuz-Arbeit Tätigen freien Raum für das gemeinsame Entwickeln und Durchführen von Projekten, Programmen, Kampagnen und Aktionen im Rahmen der Rotkreuz-Grundsätze.

Das Jugendrotkreuz ist in unterschiedlichen Bereichen aktiv. So begleitet das JRK als kompetenter Partner bundesweit derzeit über 2.500 Schulen im Bereich des Schulsanitätsdienstes. Dazu kommen verschiedene Angebote zu Themen wie Gesundheitsförderung, Erste Hilfe, Gewaltprävention, Streitschlichtung, Heranführung an humanitäre Werte und soziales Engagement. Ein weiterer Schwerpunkt der Tätigkeit ist die internationale Arbeit. Jedes Jahr organisiert das JRK Begegnungen zwischen jungen Menschen aus aller Welt und unterstützt Hilfsprojekte für Kinder und Jugendliche in anderen Ländern.

Zugehörigkeit

Die Mitarbeit kann im Rahmen einer formellen Zugehörigkeit im Jugendrotkreuz beim örtlichen Rotkreuz-Verband erfolgen; es ist aber auch möglich, ohne formelle Mitgliedschaft in freier Mitarbeit in Projektgruppen und Aktionskreisen mitzuwirken. Beim Jugendrotkreuz kann jeder junge Mensch Mitglied werden. Herkunft, ethnische Zugehörigkeit, Religion, politische Überzeugungen und Geschlecht spielen dabei keine Rolle. Das Mitgliedsalter liegt zwischen dem vollendeten sechsten und dem vollendeten 27. Lebensjahr. Die Mitgliedschaft im Jugendrotkreuz ist beitragsfrei.

9.2 Erste Hilfe – Ein Schwerpunktthema des JRK

Durch Erste-Hilfe-Kurse lernen Kinder und Jugendliche, wie sie in Notsituationen helfen können, sei es in der Schule, in der klassischen Verbandsarbeit oder in anderen Lebensbereichen. Kinder und Jugendliche lernen, sich im Notfall angemessen zu verhalten, Erste Hilfe zu leisten, und sie entwickeln ein Bewusstsein für Gefahren. Das sind essenzielle Voraussetzungen, um präventiv handeln zu können und Zivilcourage zu zeigen. Schon Kinder im Vorschulalter werden spielerisch an Grundbegriffe der Ersten Hilfe herangeführt. Mithilfe kindgerechter Methoden erfahren bereits die Kleinsten, wie sie Hilfe per Notruf holen, Verletzte trösten oder Verbände anlegen.

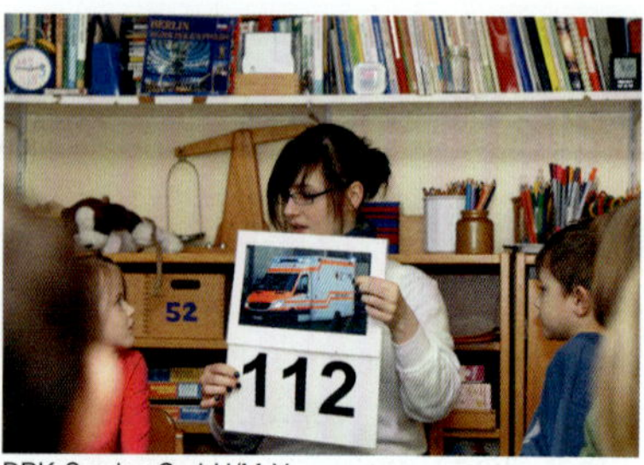

DRK-Service GmbH/M. Vennemann

Die Ausbildung erstreckt sich über die Grundschule bis hin zur weiterführenden Schule. Mit der Initiative „Erste Hilfe auf den Bildungsplan!“ [Vgl. Deutsches Rotes Kreuz, Generalsekretariat, Jugendrotkreuz (Hrsg.): „Erste Hilfe für den Bildungsplan!“, Berlin 2009] setzt sich das Jugendrotkreuz dafür ein, Erste Hilfe bundesweit in den Bildungsplänen der Grundschulen zu verankern und stärkt die Zusammenarbeit mit Grundschulen. Grundschullehrer/-innen werden dabei unterstützt, Schüler/-innen fürs Helfen zu begeistern und praktische Fertigkeiten im Bereich Erste Hilfe zu vermitteln. Anhand praktischer Beispiele lernen sie, Risiken und eigene Fähigkeiten realistisch einzuschätzen und Unfälle zu verhindern.

Eine spezielle Form der Ersten Hilfe stellt die Berg- und Wasserrettung des Roten Kreuzes dar. Neben der Ersten Hilfe erlernen die Jugendlichen besondere Rettungstechniken und den Umgang mit speziellen Geräten.

Zur Ersten Hilfe gehört außerdem der Bereich der Notfalldarstellung. Jugendliche und junge Erwachsene erlernen Schmink- und Mimentechniken, um verschiedene Verletzungs- und Erkrankungsmuster so real wie möglich nachzustellen. Künftige Ersthelfer sollen auf Notfallsituationen vorbereitet werden, indem sie sie unter möglichst realistischen Bedingungen kennenlernen und richtiges Verhalten trainieren.

9.3 Schulsanitätsdienst – ein Projektangebot des JRK

Neben präventiven Maßnahmen zur Unfallverhütung und der Förderung des Sicherheitsbewusstseins bei den Schülern kommt der rechtzeitigen und sachgerechten Hilfe Unfallverletzter besondere Bedeutung zu, da durch besonnenes und zweckmäßiges Handeln unmittelbar nach dem Unfall – bis zum Beginn der ärztlichen Versorgung – die Verletzungsfolgen wesentlich gemindert werden können.
Entsprechend der Allgemeinen Schulordnung hat die Schule mit allen geeigneten Mitteln für die Verhütung von Unfällen und für eine wirksame Hilfe zu sorgen. Im Zusammenwirken mit allen Beteiligten soll die Schule das Sicherheitsbewusstsein der Schülerinnen und Schüler wecken und fördern.

Was ist Schulsanitätsdienst?
Der Schulsanitätsdienst ist eine Initiative, die vom Jugendrotkreuz gefördert und unterstützt wird. Der Schulsanitätsdienst ergänzt und sichert die Erste-Hilfe-Versorgung an der Schule. Schülerinnen und Schüler, die in Erster Hilfe ausgebildet sind, stellen im Rahmen des Schulsanitäts-

dienstes die Erstversorgung ihrer Mitschülerinnen und Mitschüler im Fall von Unfällen, Verletzungen, Krankheit bis zum Eintreffen des Rettungsdienstes sicher.

Wer kann Schulsanitäter oder -sanitäterin werden?

Alle Schüler/-innen, die eine Erste-Hilfe-Grundausbildung abgeschlossen haben und sich reif genug für diese Aufgabe fühlen, können am Schulsanitätsdienst teilnehmen. Für jüngere Schüler/-innen, die eine kindgerechte Erste-Hilfe-Ausbildung abgeschlossen haben, gibt es die Möglichkeit, als Juniorhelfer/-in dabei zu sein. Voraussetzung ist natürlich, dass es an der Schule einen Schulsanitätsdienst des Jugendrotkreuzes gibt und sichergestellt ist, dass Interessierte gründlich in Erster Hilfe geschult und durch eine Kooperationslehrerin oder einen Kooperationslehrer betreut werden können.

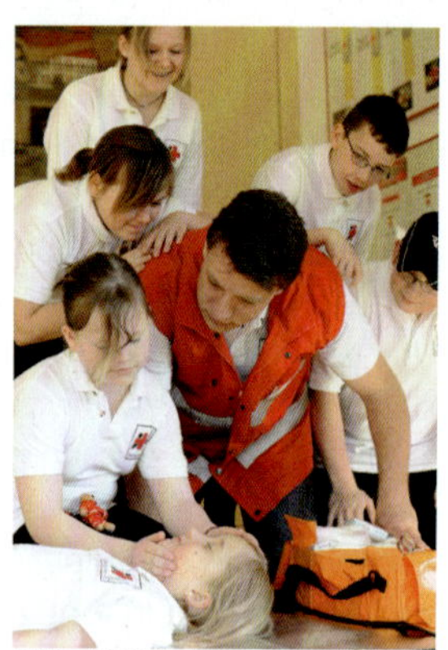

DRK e. V./P. Citoler

Was tun Schulsanitäter?

Schulsanitäterinnen und Schulsanitäter leisten Erste Hilfe bei Unfällen an der Schule, bei sportlichen oder anderen Schulveranstaltungen. Sie übernehmen die Erstversorgung bis zu dem Zeitpunkt, an dem der Rettungsdienst eintrifft. Jeweils zwei Schulsanitäterinnen und Schulsanitäter sind – einem von ihnen aufgestellten Dienstplan folgend – in den Schulpausen bereit, im Fall einer Verletzung sofort tätig zu werden. Schulsanitäter sind trotz ihrer Jugend ernst zu nehmende Helfer – denn sie haben eine fundierte Ausbildung genossen. Ein Helfer berichtet: „Ich hatte das Scheppern des Fahrrads gehört und sah alle zusammenlaufen. Es war schon ein aufregendes Gefühl, einfach nach vorn zu gehen, an allen Anderen vorbei. Aber als ich dann neben ihm kniete, war die Nervosität einfach weg." Diese Aufgabe fördert bei Schülern die Verantwortungsbereitschaft und die Selbstständigkeit, aber auch das Selbstbewusstsein erheblich. Zusammenfassend lässt sich schlussfolgern, dass eine Ausbildung in Erster Hilfe

- das Bewusstsein schafft, in Unfallsituationen wirklich helfen zu können,
- die Angst vor Notfällen nimmt,
- gerade bei Schülern die aktive Handlungsbereitschaft, das Verantwortungsbewusstsein und die Selbstständigkeit fördert,
- dazu beiträgt, Gefahren zu erkennen und gefährliche Situationen zu vermeiden und
- Hilfeleistung und Toleranz als Werte im Bewusstsein verankert.

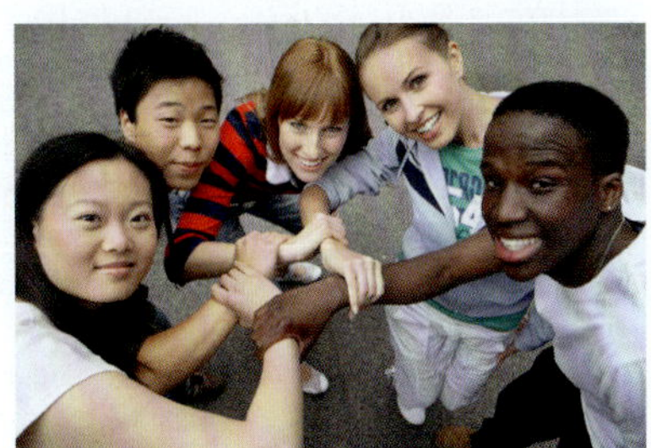

Franz Pfluegl/Fotolia.com

Notizen

Notizen

Notizen

Notruf 112

Die rasche Alarmierung des Rettungsdienstes ist immer wichtiger Bestandteil der Ersten Hilfe. Die bundes- und europaweit einheitliche Notrufnummer ist die **112**. Mit dem Notruf erreichen Sie die nächste Rettungsleitstelle.

Mit der Notrufnummer **110** erreichen Sie die Polizei.
Hier eingehende Notrufe leitet diese an die Rettungsleitstelle weiter.

So machen Sie's richtig

Die **Unfallmeldung** soll folgende Informationen enthalten:

Wo ist der Notfall?

Machen Sie zuerst möglichst genaue Angaben über den Notfallort:
Ort, Straße, Hausnummer, Fabrikgebäude, Zufahrtswege, Stockwerk usw.
Legen Sie danach bitte nicht auf!

Warten Sie auf Fragen der Rettungsleitstelle!

Meist sind für den Einsatz des Rettungsdienstes und der Feuerwehr weitere Informationen von Bedeutung, wonach Sie gefragt werden. Zum Beispiel:

- Was ist genau geschehen?
- Um wie viele Verletzte geht es?
- Welche Verletzungen haben die Betroffenen und besteht Lebensgefahr?

Legen Sie erst auf, wenn das Gespräch von der Rettungsleitstelle beendet wurde.

Ggf. erfolgt durch die Rettungsleitstelle Unterstützung durch sprachliche Anleitungen, beispielsweise was Sie tun müssen, um festzustellen, ob die betroffene Person (noch) normal atmet.